ESTOMIAS INTESTINAIS

ESTOMIAS INTESTINAIS:
DA ORIGEM À READAPTAÇÃO

Ana Lúcia da Silva
Helena Eri Shimizu

Copyright © 2012 Difusão Editora e Editora Senac Rio. Todos os direitos reservados.
Proibida a reprodução, mesmo que parcial, por qualquer meio e processo, sem a prévia autorização escrita da Difusão Editora e da Editora Senac Rio.

ISBN: 978-85-7808-131-7
ESTOT2E1I1

Editoras	Michelle Fernandes Aranha e Elvira Cardoso
Gerente de produção	Genilda Ferreira Murta
Coordenação editorial	Gabriela Torres Zimmermann e Karine Fajardo
Revisão	Cláudia Amorim, Michele Paiva e Olavo Avalone Filho
Capa	Roberta Bassanetto
Editoração	Farol Editorial e Design
Formato	13,5cm x 20,5cm

Dados Internacionais de Catalogação na Publicação (CIP)
(Câmara Brasileira do Livro, SP, Brasil)

Silva, Ana Lúcia da
  Estomias intestinais : da origem à readaptação / Ana Lúcia da Silva, Helena Eri Shimizu. -- 1. ed. -- São Caetano do Sul, SP : Difusão Editora ; Rio de Janeiro : Editora Senac Rio, 2012.

Bibliografia.
ISBN 978-85-7808-131-7 (Difusão)

1. Colostomia 2. Enfermagem - Cuidados 3. Estomia intestinal 4. Histórias de vida 5. Pacientes estomizados - Cuidados e tratamento I. Shimizu, Helena Eri. II. Título.

12-07976
CDD-610.73677
NLM-WY 161

Índices para catálogo sistemático:
1. Estomias intestinais : Estomaterapia : Assistência de enfermagem : Ciências médicas
610.73677
2. Pacientes estomizados : Cuidados : Enfermagem : Ciências médicas
610.73677

SISTEMA FECOMÉRCIO-RJ
SENAC RIO
Presidente do Conselho Regional: Orlando Diniz
Diretor do Senac Rio: Julio Pedro
Conselho Editorial: Julio Pedro, Eduardo Diniz, Vania Carvalho, Marcelo Loureiro, Wilma Freitas, Manuel Vieira e Elvira Cardoso

Editora Senac Rio
Rua Marquês de Abrantes, 99/2º andar – Flamengo
Rio de Janeiro – RJ – CEP 22230-060
comercial.editora@rj.senac.br – editora@rj.senac.br
www.rj.senac.br/editora

Difusão Editora
Rua José Paolone, 72 – Santa Paula
São Caetano do Sul – SP – CEP 09521-370
difusao@difusaoeditora.com.br – www.difusaoeditora.com.br
Fone/fax: (11) 4227-9400

SOBRE AS AUTORAS

Ana Lúcia da Silva
Mestre em Ciências da Saúde pela Universidade de Brasília (UnB), professora assistente do Departamento de Enfermagem da UnB, enfermeira Estomaterapeuta TiSobest – título concedido pela Associação Brasileira de Estomaterapia – Sobest e doutoranda em Ciências Médicas pela Faculdade de Medicina da UnB.

Helena Eri Shimizu
Doutora em Enfermagem pela Universidade de São Paulo (USP), professora associada pelo Departamento de Saúde Coletiva da Universidade de Brasília (UnB), orientadora do Programa de Pós-graduação em Ciências da Saúde e pesquisadora do Núcleo de Estudos em Saúde Pública da UnB. Bolsista de Produtividade do Conselho Nacional de Desenvolvimento Científico e Tecnológico (CNPq) e coordenadora do grupo de pesquisa Políticas e Prática em Saúde/Enfermagem do CNPq.

SUMÁRIO

Prefácio 9
Agradecimentos...11
Apresentação 13
Introdução 15

PARTE I: ENFRENTANDO AS MUDANÇAS 21

Capítulo 1 – Diante da necessidade da estomia 23
Capítulo 2 – O convívio com a estomia, o
          equipamento coletor e outras opções 35
Capítulo 3 – Adaptação às mudanças 51
Capítulo 4 – Buscando a reinserção social 65
Capítulo 5 – O desafio da morte e a busca de
          perspectivas 75
Capítulo 6 – A importância das redes de apoio 81

**PARTE II: PROFISSIONAIS QUE FAZEM A
HISTÓRIA 93**

Capítulo 7 – Profissionais de Saúde e o
          envolvimento com estomizados 95
Capítulo 8 – Políticas públicas 101
Capítulo 9 – O papel da Enfermagem 105

PARTE III: HISTÓRIAS DE VIDA 123

Depoimento 1 – Regina 127
Depoimento 2 – Francisca 132
Depoimento 3 – Luís 135
Depoimento 4 – Advar 139
Depoimento 5 – Valdemar 142
Depoimento 6 – Noêmia 147
Depoimento 7 – Airton 152
Depoimento 8 – Rita 154
Depoimento 9 – Nair 160
Depoimento 10 – Carmelita 165

Conclusão 169
Referências bibliográficas 177

PREFÁCIO

É com grande prazer que prefacio o livro *Estomias intestinais: da origem à readaptação*, das colegas mestre Ana Lúcia da Silva e professora doutora Helena Eri Shimizu. Como fruto de dissertação de mestrado de Ana Lúcia, a Estomaterapia, em sua área de cuidado de pessoas com estomias, ganha mais uma obra sobre tema tão pouco explorado em nosso meio.

O cuidado de estomias, essencialmente fundamentado na tradição, não apenas no Brasil, mas também internacionalmente, necessita ter seu conhecimento complementado e aprofundado para melhor exposição de suas evidências científicas. Apesar de, em 2010, a formação de estomaterapeutas em nosso país ter completado 20 anos, os especialistas brasileiros têm contribuído para essa área do conhecimento muito mais com publicações sobre as feridas do que sobre as estomias e incontinências, englobadas na especialidade, o que corrobora para a importância desta obra.

Tratar do impacto do estoma na vida dos pacientes que passam a ser estomizados temporária ou definitivamente é sempre um tema de fundamental relevância, e esse é exatamente o foco deste livro. Colaborar para a melhor compreensão dos componentes físicos, psicológicos, sociais e espirituais envolvidos no processo de adaptação do estomizado proporciona um cuidado profissional de qualidade e, consequentemente, a possibilidade de alcance de mais qualidade de vida dessas pessoas – objetivos essenciais da assistência de enfermagem, especializada ou não.

Ao finalizar este prefácio, desejo às autoras sucesso em mais este empreendimento em prol da estomaterapia brasileira. Aos leitores, que se sensibilizem com a problemática de indivíduos que têm batalhado tanto e há tanto tempo por um cuidado melhor!

Vera Lúcia Conceição de Gouveia Santos
PhD, estomaterapeuta (TiSobest)
Professora associada da Escola de Enfermagem da
Universidade de São Paulo (EE – USP)

AGRADECIMENTOS

Agradecemos a todos os estomizados a contribuição na realização deste trabalho. São essas as pessoas que nos motivam a constantemente buscar o conhecimento científico.

APRESENTAÇÃO

Este livro originou-se de nossa experiência no cuidado de pessoas estomizadas e, principalmente, da preocupação em sistematizar e humanizar esse tipo de assistência. Essas pessoas apresentam, no seu modo de vida, diversas alterações ainda não suficientemente reconhecidas pelos enfermeiros, sobretudo porque estes se pautam, prevalentemente, pelo modelo biológico para a sistematização do cuidado.

Assim, tendo como objetivo conhecer mais profundamente a vivência e as necessidades desses pacientes, partimos do pressuposto de que é necessário adentrar o universo subjetivo. Essa dimensão é entendida como inseparável da qualidade de vida, pois as doenças também afetam a própria identidade, os sistemas de relacionamento e os projetos de vida das pessoas.

Esta obra aborda o significado da mudança no modo de vida do paciente com estomia intestinal definitiva, ao identificar e analisar as principais modificações, bem como as estratégias para enfrentá-las, e é resultado do estudo por nós realizado no Serviço Ambulatorial de Enfermagem em Estomaterapia do Hospital Universitário de Brasília (UnB – HUB) – unidade da

Universidade de Brasília que tem como propósito desenvolver o ensino, a pesquisa e a extensão de serviços à comunidade.

Escolhemos como método de abordagem a técnica de história oral, mais especificamente a história de vida tópica. Foram realizadas minuciosas entrevistas semiestruturadas com dez pessoas com estomia intestinal definitiva – seis do sexo feminino e quatro do sexo masculino. O tempo da condição de estomizado variou entre um e dez anos.

As diversas fases pelas quais passa o estomizado também foram analisadas, desde a vivência dos primeiros sinais e sintomas da doença até as reações emocionais ante a necessidade de realização de estomia e o impacto das mudanças.

Com este livro, tenciona-se oferecer ajuda aos profissionais que lidam constantemente com pacientes estomizados e que desejam prestar um atendimento cada vez mais humanizado. Em linguagem prática e acessível, também se pretende auxiliar familiares e demais pessoas que integram a rede de apoio a estomizados. É particularmente significativo para os pacientes, na medida em que apresenta histórias de vida que revelam dilemas e conflitos comuns a todos que enfrentam esse quadro.

Introdução

Nosso interesse pelo tema surgiu do cuidado cotidiano de pacientes estomizados. Em geral, a estomia é necessária quando não há possibilidade de restabelecimento intestinal em virtude de doenças inflamatórias, tumores ou acidentes, entre outros motivos.

A palavra *stóma* é de origem grega e significa "abertura" ou "boca que indica a exteriorização de qualquer víscera oca através do corpo". Em português, ela recebeu o "e" como acréscimo. Portanto, *estoma* ou *estomia* é uma abertura feita cirurgicamente no organismo da pessoa e recebe o nome conforme sua localização anatômica. Assim, denomina-se *colostomia* quando a abertura é realizada no cólon e *ileostomia* quando é feita no íleo (Santos, 2006). Neste estudo, atemo-nos à estomia intestinal.

Verificamos que indivíduos com estomias enfrentam inúmeras dificuldades de natureza física, psíquica, emocional e social. Invariavelmente, a pessoa não aceita com facilidade o fato de ter de conviver com uma estomia, principalmente quando esta é definitiva, por causa das alterações drásticas no modo de viver. Ela se vê diante de uma nova situação – o uso do equipamento coletor, do qual dependerá pelo resto da vida.

Percebemos ainda que grande parte das dificuldades vivenciadas pelo indivíduo com estomia está relacionada à ausência do controle esfincteriano. Destaca-se que a quase totalidade dos pacientes estomizados, diante da perda do controle das evacuações e da eliminação de gases, vivencia sentimentos de retorno aos primeiros anos de vida.

Em nossa sociedade, a criança aprende a ter controle esfincteriano por volta dos 2 anos. Desde cedo ela recebe orientação para que as funções fisiológicas de eliminação sejam realizadas de forma discreta, em lugar propício. Assim, logo aprende que esse é um ato que não deve ser visto por outras pessoas.

Os ensinamentos sobre como lidar com as eliminações fecais podem variar conforme o tipo de sociedade em que se vive e são influenciados pela cultura, pelos valores sociais e por outros fatores. Observa-se que as pessoas que vivem em grandes cidades e em domicílios de pequeno espaço físico são rigorosas quanto ao local de eliminação das fezes. Nesse sentido, Amorim (2005) explica que nossa sociedade estabeleceu como normal a eliminação de fezes por via anal em condições privativas e de isolamento.

A maioria das pessoas tem repulsa às fezes e evita olhar para os dejetos, o que, muitas vezes, impede que tenhamos o mínimo de compreensão sobre essa função fisiológica inerente ao ser humano. Todavia, o paciente que recebe uma estomia precisa aprender a cuidar da eliminação fecal que ocorre pelo abdome, o que inclui olhar, tocar e cuidar do estoma.

As reações emocionais apresentadas pelos pacientes são muito variadas. Percebe-se que, não muito raro, o recém--operado prefere a morte à estomia. Só com o passar do tempo é que consegue um mínimo de aceitação. Nota-se que a maioria dos pacientes estomizados, possivelmente em virtude das alterações bruscas no modo de vida, vivencia os estágios emocionais descritos por Kubler-Ross (1987): negação, ira, barganha, depressão e aceitação.

Além dessas dificuldades, a pessoa estomizada tem o convívio social prejudicado. Geralmente, ela se sente muito diferente e até mesmo excluída do convívio com os outros. Isso ocorre porque, ao longo da vida, todo ser humano constrói uma imagem de seu próprio corpo que se ajusta aos costumes, ao ambiente em que vive, enfim, que atende às suas necessidades para se sentir ambientado em seu próprio mundo. O corpo modificado e a alteração da própria imagem desencadeiam diversas reações emocionais no paciente, principalmente o sentimento de rejeição.

Sabe-se que a amputação de qualquer parte externa ou mesmo interna do corpo é traumática porque pode produzir mudança radical na aparência; portanto, a autoimagem corporal deve ser ajustada a essa nova situação (Maruyama, 2004; Petuco, 1998; Santos, 1996).

Um complicador do quadro é a sociedade valorizar demasiadamente o corpo bonito e saudável, associado às marcas da moda, ao mundo dos calçados e dos vestuários. Consequentemente, aquele que apresenta um corpo diferente é estigmatizado, considerado anormal. Salter (1999) afirma que a imagem corporal está relacionada à juventude, à beleza, ao vigor, à integridade e à saúde, e aqueles que não correspondem a tal conceito de beleza geralmente experimentam significativo senso de rejeição.

Por todas essas razões, fica evidente que um candidato à estomia intestinal precisa receber apoio dos profissionais para se familiarizar à nova condição de vida, sobretudo, para reconhecer suas necessidades físicas e emocionais.

Além disso, sempre que possível, os familiares devem ser envolvidos no processo de cuidado e orientados quanto à importância dessa participação, a fim de que a recuperação e a reabilitação do paciente sejam as menos traumáticas possíveis. Essas medidas trazem grandes benefícios aos estomizados e podem prevenir determinadas complicações.

Nessa perspectiva, a assistência aos pacientes estomizados deve ser implementada desde a fase pré-operatória. Estudo

18 | ESTOMIAS INTESTINAIS: DA ORIGEM À READAPTAÇÃO

comparativo realizado por Silva e Teixeira (1997) constatou que pacientes orientados no pré-operatório encontraram mais facilidade de retorno ao trabalho, adaptação social, retomada de planos para o futuro, restabelecimento da autoconfiança, independência em relação ao manuseio e maior controle da doença de base. Já os pacientes orientados somente no pós--operatório tardio, sem assistência específica, apresentaram sentimento de tristeza e apatia, desesperança, dependência, desinteresse, falta de planos para o futuro, desconhecimento do funcionamento do material específico, vergonha do corpo, interrupção da vida sexual, dificuldade no retorno ao trabalho, problemas com dermatite e mania de limpeza.

Certamente, para os profissionais de Saúde, constitui um desafio compreender os sentimentos complexos de quem tem uma estomia intestinal definitiva e ajudar a pessoa a suportar os momentos difíceis.

Apesar do esforço de enfermeiros para melhorar a qualidade da assistência aos estomizados, observa-se um despreparo, ou seja, a maioria não consegue lidar com os aspectos biológicos e emocionais no cuidado do ser humano estomizado definitivamente. Isso tem suas origens no período acadêmico, cuja formação valoriza os cuidados essencialmente físicos, e tende a se reproduzir na prática profissional, na qual este também não encontra apoio e incentivo para a necessária qualificação.

Amorim (2005) destaca que, no dia a dia dos serviços especializados a estomizados, existe um distanciamento do profissional em relação ao doente. Ignora-se por completo qualquer possibilidade de compreensão da unidade, totalidade e estrutura do paciente.

É preciso concentrar a atenção no universo da pessoa com estomia, buscando conhecê-la e compreendê-la, em sua temporalidade, mediante interpretação apropriada de sua expressão. É necessário também adentrar o universo subjetivo dos pacientes para reconhecer suas necessidades. A dimensão subjetiva é inseparável da qualidade de vida das pessoas, pois as mudanças causadas pelas doenças não afetam apenas essa dimensão, mas também a identidade, os relacionamentos e os projetos de vida.

É fundamental compreender que a dimensão e as manifestações subjetivas aparecem, por vezes, de forma implícita e indireta nas expressões dos pacientes. Desse modo, é imprescindível criar oportunidades para envolver esses pacientes de forma que eles compreendam e expressem o sentido subjetivo da situação que vivenciam.

Este trabalho tem como propósito auxiliar no estabelecimento desse espaço dialógico com as pessoas estomizadas. Para tanto, por meio da técnica de história oral – mais especificamente a história de vida tópica –, buscamos ouvir a experiência de vida de dez pessoas com estomia definitiva há mais de um ano, doravante denominadas "colaboradores".

As narrativas de todas as histórias de vida individuais foram submetidas aos seguintes procedimentos: transcrição, textualização – na qual foi destacado o tom vital – e, por último, a transcriação. Para avaliação dos dados de todas as histórias, utilizamos a técnica de análise temática de conteúdo, o que deu origem aos seguintes tópicos: diante da necessidade de estomia; o convívio com a estomia, o equipamento coletor e outras opções; adaptação às mudanças; buscando a reinserção social; o desafio da morte e a busca de perspectivas; e a importância das redes de apoio.

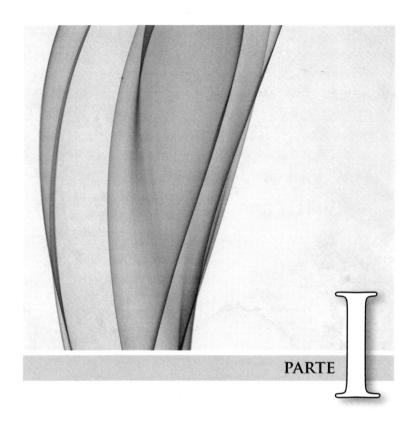

PARTE I

ENFRENTANDO AS MUDANÇAS

CAPÍTULO 1

DIANTE DA NECESSIDADE DA ESTOMIA

Pelos depoimentos dos colaboradores, percebe-se que os primeiros sinais ou sintomas do câncer colorretal são: fezes ressecadas, evacuação de sangue e dor local. Quando surgiram esses sinais e sintomas, os pacientes, em sua maioria, acreditavam ser portadores de doença mais simples, como demonstram os depoimentos a seguir.

> Quando descobri que estava com problema no intestino (...) evacuava sangue. Fiquei nervosa. Pensei que eram hemorroidas. Sentia dor. (Francisca)

É compreensível que os pacientes pensassem estar com hemorroidas, pois a incidência desse mal é bastante elevada. Estima-se que 50% da população em geral e 50% dos indivíduos com mais de 50 anos apresentem a doença hemorroidária (Fillmann, 2004).

Como acreditavam tratar-se de hemorroidas, nem sempre procuravam tratamento com a rapidez que a patologia requer. Segundo Drumond *et al.* (2003), a demora no diagnóstico está invariavelmente relacionada ao retardo na procura de assistência médica. Esses indivíduos adiam a consulta médica por julgarem ser portadores de condições de menor relevância clínica ou pelo receio de uma doença mais grave.

Alguns colaboradores relataram um agravante para a obtenção do diagnóstico rápido: o desconhecimento médico ao associar os sintomas a problemas intestinais menos graves, conforme demonstra este depoimento:

> Achei que fossem hemorroidas. Procurei três médicos. Como sentia dor na hora do exame, eles não me examinavam. Passavam remedinho para hemorroidas e me mandavam para casa. (Noêmia)

Os estudos demonstram que, em países desenvolvidos, o tempo médio entre os primeiros sintomas e o diagnóstico de câncer colorretal varia de 2,3 a 4,9 meses (Drumond *et al.*, 2003). No Brasil, entretanto, além de existirem poucos estudos que analisam essa problemática, já se constatou que o tempo para o diagnóstico é de dez meses, em média, uma vez que a neoplasia é muitas vezes considerada condição clínica de pacientes idosos (Drumond *et al.*, 2003). Os mesmos autores destacam a necessidade de aprimoramento da educação médica para conscientizar, sobretudo, os médicos generalistas sobre a possibilidade da ocorrência de câncer colorretal – também em pacientes jovens –, pois são eles quem geralmente prestam o primeiro atendimento.

Ressalte-se que também contribui para o retardo do tratamento a subestimação dos sinais e sintomas da doença, na medida em que os pacientes não dão a devida importância à necessidade de resolverem seus problemas de saúde.

> Era uma cirurgia pequena. Por teimosia, não quis fazer. Quatro anos depois, já não estava conseguindo dormir de tanta dor. Não tinha paz nem sossego. Consegui operar, foi uma vitória. Mudou minha vida completamente. Então, depois disso, me senti outra pessoa, fiquei normal. (Valdemar)

Pelo receio de um diagnóstico grave, alguns pacientes podem acionar certos mecanismos de defesa. A função principal do ego é rejeitar, por meio de diversas formas, a vivência e o conhecimento de situações que produzem ansiedade. Assim sendo, quanto mais imaturo e menos desenvolvido estiver o ego, mais primitivas e carregadas de magia serão as defesas de onipotência, negação, idealização, projeção e introjeção, entre outras. Da mesma forma, quanto mais evoluído estiver o ego, novas e mais organizadas defesas serão utilizadas, como a repressão, a racionalização e a sublimação.

Sobre essas questões, Amaral (1995, p. 113) afirma:

> Desde que Freud, em 1926, sistematizou suas ideias a respeito da ansiedade, passamos a ter um referencial sobre as formas como a psique humana reage a uma experiência emocional específica: ameaça, especialmente a ameaça de perda. Quer se refira, isolada ou conjuntamente, a um objeto amado, ao amor do objeto amado ou à autoestima (amor próprio?), essa ameaça configura uma contingência psíquica específica, à qual corresponde o estado de ansiedade. Esta, por conseguinte, para a manutenção da saúde psíquica, será por nós manejada sob duas formas: lidamos com a realidade ou acionamos mecanismos de defesa.

Cabe destacar que pessoas estomizadas apresentam diversos mecanismos de defesa, em várias fases de sua vivência como ser estomizado, que visam minimizar a situação de sofrimento. Assim, buscamos identificá-las e compreendê-las. Pelo relato de pacientes, fica evidente que alguns começaram a verificar os sinais e sintomas da doença mais precocemente, mas não procuraram tratamento imediatamente, como mostra este depoimento:

> Era jovem ainda quando começaram a surgir alguns problemas de intestino. As fezes eram muito ressecadas, mas nunca fui ao médico. (Rita)

Quando existem antecedentes familiares, os pacientes percebem com mais clareza a gravidade da doença, conforme demonstra o depoimento a seguir:

> Foi difícil descobrir a doença. Perdi uma irmã, e foi com essa perda que os médicos descobriram que o problema era hereditário e que eu precisava ser operado. (Valdemar)

A história familiar tem sido considerada o fator de risco mais importante para o câncer colorretal, principalmente em pacientes jovens (Drumond *et al.,* 2003).

Sabe-se que a pessoa com polipose familial tem maior predisposição ao câncer colorretal. Essa é uma doença hereditária que se caracteriza pelo desenvolvimento progressivo de pólipos adenomatosos no intestino grosso. Seu caráter hereditário foi reconhecido por volta de 1882, mas a descoberta de que havia predisposição para desenvolvimento de carcinoma foi em 1925 (Ortiz, 1994).

Os pólipos têm evolução lenta, de aproximadamente dez anos, para duplicarem o tamanho, período no qual acumulam anormalidades genéticas que contribuem para sua malignização. O aparecimento de pólipos tanto em homens quanto em mulheres é mais frequente entre 20 e 40 anos (Ortiz, 1994).

Almeida e cols. (2003) afirmam ainda que a síndrome da polipose familial, as doenças inflamatórias intestinais, os antecedentes pessoais de adenomas de cólon ou neoplasias e antecedentes familiares de câncer colorretal tornam seus portadores predispostos ao câncer colorretal.

Dados do Instituto Nacional do Câncer (Inca) referentes à estimativa de incidência da doença no Brasil em 2012 apontam o diagnóstico de 520 mil novos casos. A incidência de câncer do cólon e reto entre homens é de 14.180 para cada 100 mil habitantes e entre as mulheres, de 15.960 para cada 100 mil habitantes (Brasil, 2011).

Após a confirmação do diagnóstico, a notícia de receber uma estomia é, na maioria das vezes, extremamente temerosa. As reações apresentadas pelos pacientes são muito diversificadas. Os colaboradores deste trabalho relataram que foi extremamente difícil vivenciar esse momento, permeado de sentimentos de desespero intenso, como relatado a seguir:

> Nunca imaginei o que era ser um estomizado. A vida de estomizada, para mim, foi um choque, como deve ter sido para todo mundo. Quando o médico falou que faria uma cirurgia urgente, pois no prazo de 15 dias eu perderia as funções intestinais, minha cabeça deu um nó. (Regina)

Carvalheira (1999) ressalta que talvez nenhuma enfermidade provoque tanto trauma psicológico quanto o bloqueio intestinal e os procedimentos cirúrgicos necessários no caso de estomias. Nascimento-Schulze (1997, p. 40) alerta:

> É importante que se reconheçam as necessidades dos pacientes e suas interpretações sobre a doença ao fornecer-lhes um diagnóstico ou mesmo ao convidá-los a participar de um tratamento específico.

O depoimento seguinte demonstra que o sentimento de desespero vivenciado no momento em que se recebe a notícia é tão grande que, muitas vezes, se busca amparo na crença. A fé tem por preceito fortalecer a integralidade do ser humano e oferecer um alicerce para o enfrentamento das adversidades vivenciadas no cotidiano (Panceiro, 2004).

> Quando o médico falou que eu seria estomizada, pensei: "Senhor, seja o que o Senhor quiser, porque a vida toda tive tudo. Não sei o que é ser estomizada, mas estou em Vossas mãos." (Regina)

Em momentos como esse, nossos colaboradores testemunharam muita gente se perguntando: "Por que eu?" Esse tipo de reação apresentada por pacientes em situação de desespero é descrito por Kubler Ross (1987) como sentimento de ira por eles não conseguirem contornar a situação em que se encontram. De acordo com Kovács (1992), esse comportamento pode estar relacionado à sensação de impotência e à falta de controle da própria vida. Nessa fase, os familiares costumam demonstrar dificuldades de lidar com a situação, que requer muita habilidade e paciência.

> A primeira coisa que vem à cabeça é questionar: "meu Deus, por que eu?" A gente fica assustada. Foi um choque tão grande quando o médico falou que eu perderia as funções intestinais... Ele falou assim, sem rodeios: "Você vai perder as funções intestinais." (Regina)

Quando os profissionais comunicam com o devido cuidado a necessidade de realização de estomia, os pacientes geralmente compreendem melhor a situação:

> Saber que eu ficaria com uma estomia me deixou muito triste, nervosa. Chorei bastante, mas o médico me confortou muito. Disse que não havia problema, que tinha muita gente com isso e ninguém via a estomia; que não é uma coisa visível. (Rita)

Percebe-se, pelo depoimento a seguir, que, às vezes, o profissional não dá a justa atenção ao difícil momento vivenciado pelo paciente e passa a informar os procedimentos a serem realizados por meio de uma linguagem técnica, isto é, imprópria para a situação.

> Tive a notícia de que ficaria com uma estomia de maneira brusca. O médico falou que eu tinha de fazer

> colostomia. Eu e meu marido não sabíamos o que era estomia. Daí eu disse: "Então, confio em Deus, primeiramente, e nos senhores." (Carmelita)

Tal linguagem é de difícil compreensão para o paciente. Silva e Teixeira (1997, p. 200) afirmam que a natureza e a extensão da informação a ser transmitida não pode ser definida em termos absolutos. Assim, ao transmitir o diagnóstico ou tratamento ao paciente, deve-se ter cuidado e perceber os limites de cada indivíduo para que não se promova o estresse.

A maior parte de nossos colaboradores não sabia o que era uma estomia, o que comprova a necessidade de os profissionais explicarem aos pacientes, de modo simples e claro, o significado do procedimento e das alterações dele decorrentes.

> Seis meses depois, com a perda de sangue, procurei assistência médica num Hospital Público do Distrito Federal. Explicaram-me em parte sobre a necessidade da estomia. Não entendi muito bem, pois não tinha ideia do que era isso. (Advar)

Em nossa experiência, percebemos que a confirmação do diagnóstico e a necessidade da operação acarretam sobrecarga emocional suficiente para alterar totalmente a condição psicológica do paciente. Outro agravante é que as pessoas submetidas a uma intervenção cirúrgica que resulta em estomia raramente recebem orientações necessárias na fase pré-operatória. Em geral, as informações transmitidas nesse momento limitam-se ao procedimento e ao uso do equipamento coletor no abdome, ou seja, não são mencionadas as muitas mudanças que ocorrerão a partir de então. Cezaretti *et al.* (1997) afirmam que o preparo do paciente deve ser feito por uma equipe de profissionais e precisa incluir orientações acerca do diagnóstico clínico, da necessidade da estomia e das possíveis complicações associadas à sexualidade, entre outras. Além disso, as orientações devem ser dadas de maneira gradual e progressiva, respeitando-se o nível de compreensão e de necessidade de informação.

Nessa fase, a assistência à pessoa estomizada tem por finalidade:

> Diminuir a ansiedade do paciente ante a cirurgia, buscando sempre atender às suas expectativas e dúvidas; portanto, as informações pré-operatórias não podem se restringir ao repasse das normas ou rotinas, que satisfazem apenas às necessidades dos profissionais (Cezaretti *et al.*, 1997, p. 129).

Alguns pacientes só tiveram conhecimento da estomia ao acordarem, no pós-operatório. Esses colaboradores relataram enfrentar a situação de perceberem-se estomizados sozinhos, sem apoio e esclarecimento dos profissionais de Saúde.

> Não sei como foi o início da minha colostomia. Não vi fazerem nada, não sabia o que seria uma colostomia. Só vim saber um dia e meio depois que estava estomizada. Estava com a argola de fora; eu queria tirá-la, mas o médico me disse que não podia, que eu ficasse calma. Não me avisaram antes que seria uma colostomia. (Nair)

Sabemos quão difícil é dar uma notícia grave ao paciente que se encontra em um momento de extrema sensibilidade e vulnerabilidade, e que demonstra não estar preparado para receber o diagnóstico; contudo, essa tarefa faz parte da rotina profissional. Concordamos com Kubler-Ross ao afirmar que "saber compartilhar uma notícia dolorosa com um paciente é uma arte" (1987, p. 48).

> Poderia ter ficado sabendo antes da cirurgia, mas não; só depois da operação fui informado de que estava com uma colostomia definitiva. (Advar)

Esses pacientes foram desrespeitados em seu direito básico, ou seja, o de saberem que teriam seus corpos mutilados. Deve--se ressaltar que todo paciente tem o direito de ser informado a respeito de todos os procedimentos a que será submetido, bem como sobre o diagnóstico de sua doença.

Estudo realizado por Gulinelli *et al.* (2004, p. 46), no Hospital Universitário de São Paulo, demonstrou que a maioria dos portadores de doenças graves (câncer e Aids) gostaria de ser informada sobre o tratamento indicado, e que relatar a verdade tem se revelado um importante instrumento terapêutico. Além disso, mostra que "a informação diminui o sentimento de isolamento do paciente e colabora para uma cooperação mútua na relação médico-paciente".

O profissional deve informar o paciente sobre a necessidade de realização da cirurgia e ainda propiciar a ele o direito de exercer sua autonomia. Muñoz e Fortes (1998, p. 57) descrevem autonomia como a capacidade de a pessoa "tomar decisões que afetem sua vida, sua saúde, sua integridade físico-psíquica e suas relações sociais".

No intuito de ajudar o paciente a solucionar os problemas de saúde, o profissional precisa reconhecer suas próprias limitações e informar o paciente sobre procedimentos a serem adotados, vendo-o de forma completa e garantindo a ele os esclarecimentos necessários.

Em suma, os depoimentos dos colaboradores demonstram a necessidade de esclarecimento sobre a importância de se procurar assistência médica ao surgirem os primeiros sinais e sintomas. Isso contribui para que o tratamento seja realizado precocemente e evita consequências mais drásticas. Evidencia-

-se também a necessidade de se preparar adequadamente os profissionais, a fim de que saibam realizar o diagnóstico e consigam prevenir a doença.

Além disso, para diminuir as dificuldades na abordagem do paciente sobre o diagnóstico e a necessidade da estomia, é essencial que se coloque em prática o trabalho em equipe. Cesaretti *et al.* (2005) destacam que uma das medidas para se tentar solucionar ou diminuir a dificuldade de comunicação com pacientes e familiares sobre diagnósticos e prognósticos delicados é o desenvolvimento do trabalho em conjunto.

Experiência realizada por Shimizu e Gutierrez (1997) na implantação e no desenvolvimento de um grupo multidisciplinar de assistência a pacientes crônicos e terminais demonstrou a importância desse grupo ao se assegurar para o paciente e seus familiares o direito à informação e à assistência direcionada para suas necessidades e expectativas.

Assim, é necessário que os cuidados de enfermagem ao estomizado sejam prestados desde a fase diagnóstica, ou seja, nas etapas pré, trans e pós-operatória. Para Cesaretti *et al.* (1997), a equipe interdisciplinar deve abordar os aspectos físicos, psicossociais, culturais e educacionais, envolvendo o paciente e a família, com o objetivo de ajudar o estomizado a alcançar os melhores níveis de reabilitação e qualidade de vida. A assistência a ele requer acompanhamento especializado, abrangendo diversos profissionais de Saúde, como o médico coloproctologista, o estomaterapeuta, o psicólogo, o nutricionista e o assistente social.

O diagrama a seguir demonstra as fases vivenciadas pela pessoa acometida pela doença intestinal que resultou em estomia.

Figura 1.1 – Sinais e sintomas da doença e a necessidade de realização da estomia.

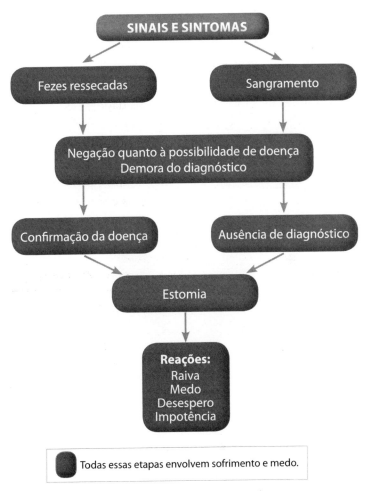

Fonte: Diagrama proposto pelas organizadoras.

CAPÍTULO 2

O CONVÍVIO COM A ESTOMIA, O EQUIPAMENTO COLETOR E OUTRAS OPÇÕES

Em determinadas situações, o diagnóstico de câncer colorretal só pode ser definido após a realização da cirurgia, pois depende das características das lesões, da extensão e do estágio da doença. A proposta cirúrgica pode não prever a realização de uma estomia, mas, muitas vezes, esta se torna necessária ao se perceber, durante o procedimento, que o intestino e/ou o reto estão mais comprometidos. Isso ocorre, por exemplo, quando há necessidade de colectomia total em caráter de urgência, no diagnóstico de tumor obstrutivo no cólon ou de hemorragia digestiva baixa, em que o cirurgião considera alto o risco de deiscência da anastomose ileorretal (Guimarães; Aprilli, 1997). Nesses casos, não há como informar o paciente sobre a estomia antes da cirurgia.

> Foi chocante. Quando vi, já estava estomizado. Não fui avisado. Quando fizeram o exame pela primeira vez, não falaram que seria definitivo. Depois da biópsia, disseram que tinha de ser permanente. (Airton)

> Depois da cirurgia, a primeira coisa que o estomizado faz é se certificar se tem mesmo uma estomia ou se foi um sonho. Então, passei a mão e senti. Meu Deus, sou uma estomizada. Como é a vida de um estomizado? (Regina)

A maioria dos pacientes tem dificuldade para enfrentar a situação em que o equipamento coletor passa a se tornar parte integrante do corpo.

> Quando fui para o apartamento, colocaram uma bolsa em mim. Fiquei nervoso, com os dedos tremendo, a voz não saía nem para falar nem para perguntar nada. A gente pensa em tudo o que é ruim. (Luís)

São variadas as reações emocionais apresentadas pelos pacientes: raiva, vergonha, depressão, entre outras. Para Santos, V. (1996, p. 92), "a bolsa é uma das formas mais concretas de o estomizado vivenciar a consciência do corpo alterado e do novo eu".

> Eu fiquei assim. Se levasse um tropeção, queria dar *porrada* na minha barriga porque a culpa era do estoma. Se uma roupa não servisse, olhava para o estoma e queria dar *porrada* na barriga. Tinha vontade de retirar a bolsa, jogar para cima, meter a mão e arrancar o estoma. (Noêmia)

É nesse momento que a pessoa percebe que perdeu não apenas parte do corpo, mas também sua conformação estética e a capacidade de controlar os processos excretores (Santos, 1996). No estudo com alunos do curso de especialização em Enfermagem em Estomaterapia, Santos constatou que, ao utilizar o equipamento coletor com o objetivo de vivenciar a situação de estomizado, os alunos apresentaram reações de forte impacto negativo. O fato de usar o equipamento coletor foi suficiente para se sentirem estomizados. Ainda, tal como a pessoa com estomia, referiram-se ao equipamento coletor com termos pejorativos. Esses dados nos levam à reflexão de quão ruim é usar esse material diuturnamente, simbolizando uma realidade pouco agradável sob todos os aspectos.

> No começo, eu chorava. Pensei que não daria conta de lidar com a bolsa. A enfermeira me orientou, e minha filha cuidou bem de mim. Com o tempo, fui me acostumando. Às vezes ainda fico nervosa quando vou trocar a bolsa. (Francisca)

Ser estomizado significa estabelecer novos hábitos que exigem muito da pessoa. É um aprendizado que requer tempo.

> Para muita gente que, como eu, não sabia nem que ele existia, usar equipamento coletor é muito difícil. Uso esse equipamento há mais de dois anos. Tento ser independente, coloco e lavo meu equipamento coletor, assim estou levando a vida. (Luís)

Um grande problema para os estomizados é o uso do equipamento coletor. A reação à necessidade de conviver com o equipamento é negativa seja pelo desconforto, seja pelo medo de que outras pessoas percebam a presença deste. Nesse sentido, Petuco (1998) afirma que as pessoas estomizadas recorrem a estratégias de normalização denominadas *encobrimento*, ou seja, de "encobrir para esconder".

> Fico querendo esconder de todo mundo. Falta confiança. Fico com vergonha, medo, e sempre que vou sair penso nisso. Quando vou sair, se não estiver prevenida, com uma alimentação adequada, aí perco a confiança mesmo! (Rita)

As pessoas estomizadas se deparam com a obrigatoriedade de conviver com algo que lhes é necessário, mas que desencadeia uma série de sentimentos desagradáveis, como: medo, vergonha, insegurança e até nojo (Barnabe; Dell'Acqua, 2008). A consciência da presença do equipamento coletor como parte integrante do corpo causa grande desconforto. O descontrole da expulsão dos gases e do conteúdo fecal pela estomia é o que mais assusta o paciente. A saída dos gases provoca ruído e deixa todos constrangidos, tanto o estomizado como os que estão à sua volta, por se tratar de ato publicamente incomum (Oliveira; Nakano, 2005).

Após algum período com a estomia e com o equipamento coletor, ocorre a fase de aceitação da nova situação. Entretanto, pode-se verificar que não é tranquila, havendo momentos de revolta com a situação de estomizado.

> Estou trabalhando isso. Acho que ainda não aceitei a colostomia como deveria ter aceitado. (Noêmia)

> Muitas vezes fico pensando por que estou com o equipamento coletor, que poderia estar sem ele, mas logo volto atrás e penso que se é para estar com o equipamento, então tenho de enfrentar. Enfrentar o dia e a noite com meu equipamento! (Luís)

Muitos pacientes também sofrem com a falta de informações acerca dos cuidados com a estomia, a pele e o equipamento coletor. Como resultado, apresentam lesões de pele e desgaste físico e emocional ao se depararem com a necessidade de cuidar da própria estomia.

> Saí do hospital nua e crua, vim para casa sem saber de nada a respeito da colostomia. Usava equipamento coletor descartável que lesou a pele toda; sofri muito. Voltei ao hospital, e o médico me orientou na compra dos equipamentos coletores próprios. (Carmelita)

Nossos colaboradores destacaram ser necessário algum tempo para aprender a lidar com a estomia e com o equipamento coletor. Nos dias seguintes à cirurgia, em geral, o aprendizado do uso do equipamento coletor torna-se questão secundária, pois a atenção do paciente está centrada na eliminação das fezes pelo abdome, o que também provoca diversas reações emocionais.

Quanto ao profissional, percebemos que este também costuma negligenciar o acompanhamento do processo de aprendizado do autocuidado. É frequente o paciente receber alta do hospital sem ter executado qualquer troca do equipamento coletor. Ao chegar a seu ambiente familiar, é compreensível que ainda não saiba manuseá-lo e lidar com a estomia. Desse modo, a chance de o estomizado correr o risco de sofrer acidente, prejuízo físico e desgaste emocional é grande.

Em geral os transtornos ocorrem logo que a pessoa volta para casa, já que os equipamentos coletores têm vida média de cinco dias, podendo resistir a uma semana. E é exatamente esse o tempo decorrido entre o dia da operação e o retorno ao lar.

Muitos pacientes relataram situações embaraçosas com o equipamento coletor ocasionadas por eles não terem aprendido a usá-lo corretamente.

> A gente passa muita vergonha porque coloca um equipamento coletor, pensa que está arrumado e, se está com defeito, fica vazando. Fica todo mundo sentindo, olhando para a gente, e a gente fica envergonhada. (Rita)

Grande parte dos transtornos vivenciados pode ser minimizada e/ou evitada se os pacientes forem adequadamente orientados a proteger a pele, escolher o material específico e realizar a abertura do diâmetro do equipamento coletor conforme as características do estoma (Santos *et al.*, 2008).

Ademais, a escolha do material está relacionada à fase do tratamento e às condições em que se encontra o estomizado. No caso de paciente hospitalizado, na prática cotidiana recomenda-se utilizar equipamento coletor transparente para facilitar a observação do estoma, das características das eliminações, do sangramento, de isquemia, necrose, entre outros, com o objetivo de uma intervenção imediata (Cesaretti *et al.*, 2005).

O equipamento coletor deve ser específico às necessidades do estomizado, considerando-se que precisa ser seguro contra o escape de gases, fezes, odor e volume excessivo, de forma a permitir ao usuário exercer suas atividades com liberdade de movimentos, sem visualização externa.

Os primeiros registros de equipamento coletor de borracha reutilizável datam de 1920, porém, a maioria das publicações consultada por nós afirma que o primeiro foi criado por volta de 1940. Tratava-se de um equipamento rude, que não oferecia segurança alguma, era fixado ao abdome com ataduras e causava irritação na pele (Chamberlain, 2001). Houve grande evolução nos equipamentos coletores desde então.

Para o estomizado, usar um equipamento específico, adequado e de boa qualidade significa evitar complicações e minimizar dificuldades (Cesaretti *et al.*, 2005). No Brasil, no início da segunda década do século XXI, há equipamentos coletores e acessórios diversificados de boa qualidade, mas que ainda podem causar acidente se a escolha do equipamento, bem como dos adjuvantes de proteção e segurança, for inadequada, se houver falha na técnica de colocação e complicações do próprio estoma (Cesaretti *et al.*, 2005). Em nossa pesquisa, alguns pacientes afirmaram sentirem-se inseguros em relação a equipamentos que podem oferecer riscos e, consequentemente, exposição a situações constrangedoras, como atestam estes depoimentos:

> Fiquei meio atrapalhada com o equipamento coletor. O saquinho estourou e passei muita vergonha. Foi triste naquele dia, não gosto nem de me lembrar. Fui ao médico, e ele me deu explicações, depois troquei de equipamento e a situação se resolveu. (Rita)

> Não gosto de fazer caminhada, só de passear e fazer visitas aos amigos. Vou a festas! Já passei muita vergonha em festa porque o equipamento coletor abriu. Tive de pedir a meu filho para vir me buscar. A primeira vez que aconteceu isso foi na casa de uma amiga. Fiquei envergonhada, e disse a ela que não voltaria nunca mais. (Carmelita)

Algumas pessoas estomizadas apresentam complicações, como o prolapso, as quais costumam dificultar sobremaneira a adaptação apropriada do equipamento coletor, como evidenciado neste depoimento:

> Convivo bem com minha colostomia. Só fiquei sentindo dores após a correção do prolapso. Tenho de saber como me deitar, como me levantar, e isso não é normal porque colostomia não dói. (Nair)

O prolapso é uma complicação frequente na colostomia em alça, a qual ocorre em 4% a 13% dos adultos e em até 58% das crianças (Rogenski; Paegle, 2005). Geralmente, o aparecimento do prolapso está relacionado à técnica cirúrgica ou ao aumento da pressão abdominal na fase pós-operatória. Consiste em uma protrusão excessiva da alça intestinal além do plano cutâneo do abdome (Rogenski; Paegle, 2005). Há controvérsias quanto ao tamanho dessa protrusão. Alguns autores consideram prolapso a partir de 6cm de comprimento da porção exposta, outros o consideram a partir de 8cm.

Em alguns casos, a redução do prolapso se faz por meio de manobras e massagens, a fim de promover o retorno da alça intestinal à cavidade abdominal, objetivando ganhar tempo quando se trata de estomia provisória. Assim, aguarda-se nova cirurgia para reconstrução do trânsito intestinal. O paciente é orientado quanto aos cuidados para não provocar lesões no uso do equipamento coletor, pois a mucosa intestinal é muito delicada e sangra ao menor trauma.

Nesses casos, recomenda-se equipamento coletor de uma peça para facilitar a colocação e a observação do diâmetro interno do equipamento coletor, ou seja, usar uma abertura sempre maior que o estoma, a fim de garantir a passagem da alça sem causar danos (Rogenski; Paegle, 2005). A mensuração do estoma deve ser feita com o paciente em repouso em decúbito dorsal, após a redução do prolapso.

No caso de estomia definitiva, deve-se primeiramente avaliar o tamanho do prolapso. Se estiver dentro dos limites permitidos, o paciente deve fazer acompanhamento ambulatorial, quando é orientado a evitar esforço físico excessivo e ter cuidado para controlar as eliminações. Além disso, deve ficar atento para os riscos de estrangulamento da alça na possibilidade de uma saída brusca, o que ocasionaria interrupção na saída das fezes. Se houver progressão do prolapso, o tratamento indicado é a correção cirúrgica (Rogenski; Paegle, 2005). Outra complicação é a hérnia periestomal,[1] como mostra este depoimento:

> Atualmente convivo bem com a estomia. Tenho uma hérnia muito grande, mas uso várias cintas e saio feliz da vida. Não reclamo. (Carmelita)

A hérnia periestomal consiste na saída do conteúdo abdominal (*epíplon*, delgado, cólon etc.) pelo trajeto do estoma, abaulando a região periestomal (Crema; Martins Junior, 1997). É uma complicação que surge tardiamente, podendo demorar meses ou até anos após a cirurgia.

As causas do aparecimento de hérnia podem ser decorrentes da técnica cirúrgica empregada na confecção do estoma e/ou de fatores relacionados ao paciente, como envelhecimento, aumento de peso e outros. Com base em relatos de estudos em vários países do Oriente Médio, Hermans (1998) destacou os dados fornecidos pelo Instituto Nacional do Câncer no Cairo, Egito, onde, em uma amostra de 100 pacientes, 29 apresentaram complicações. Desses, 24 (83%) apresentaram hérnia periestomal, quatro (14%) apresentaram prolapso de estoma e um paciente (3%) teve retração de estoma.

Ainda nesse estudo, constatou-se que as complicações pós--operatórias foram mais comuns quando a cirurgia foi realizada em caráter de urgência; no caso da hérnia periestomal, estava relacionada à técnica cirúrgica.

O tratamento para esse quadro varia de acordo com o caso, podendo ser cirúrgico quando a hérnia se apresentar volumosa. Como medida preventiva, Rogenski e Paegle (2005) recomen-

---

1. Termo consagrado pelo uso.

dam a abordagem feita pelo enfermeiro na fase pré-operatória, quando ele deve proceder à demarcação do novo local em que o estoma será confeccionado, diminuindo os riscos de herniação. O enfermeiro também deve alertar o paciente para os cuidados pós-operatórios, que consistem em evitar ganho de peso corporal em excesso e esforços físicos nas primeiras seis a oito semanas, entre outros (Rogenski; Paegle, 2005).

As complicações do estoma (hérnia e prolapso da alça intestinal) provocam dor, desconforto e constrangimento. A presença da hérnia, por conta da saliência, causa dificuldades para a aderência do equipamento coletor. Além disso, a maioria dos pacientes necessita de cintas elásticas para pressioná-la (Rogenski; Paegle, 2005).

O prolapso de alça intestinal requer cuidado rigoroso, principalmente no momento da colocação do equipamento coletor, pois a mucosa intestinal exteriorizada pode ser facilmente lesada e sangrar. Em suma, ambas as complicações provocam aborrecimento ao estomizado porque, além do desconforto físico, prejudicam a aparência em razão do grande volume no abdome.

Desse modo, os pacientes muitas vezes buscam alternativas para se livrar da dependência de uso contínuo do equipamento coletor e adjuvantes, e das condições de imprevisibilidade das eliminações, que acarretam limitações físicas no desempenho de suas atividades (Maruyama *et al.*, 2009). É comum pessoas com estomia, mas que não usam equipamento coletor, ocultarem para si próprias a condição de estomizadas.

> Sou uma pessoa privilegiada: não me sinto estomizada porque não uso o equipamento coletor. Então, acho que não sou estomizada, mas penso que a vida de estomizado é muito triste. Conviver com um saquinho de dejetos é muito triste. (Regina)

Suprimir o uso do equipamento coletor por outros recursos é também a preocupação dos profissionais que se propõem a melhorar a qualidade da assistência prestada a pessoas com estomia intestinal definitiva (Santos, *et al.*, 2005). Hoje, como alternativas, temos a irrigação da colostomia e o sistema oclusor. Sabe-se que esses procedimentos não são totalmente efetivos para solucionar a questão do controle das eliminações, mas ainda são o que há disponível.

A irrigação da colostomia é um conjunto de procedimentos que visa eliminar o conteúdo fecal. É a introdução de água na alça intestinal pelo estoma, ou seja, um enema programado a cada 24 horas na maioria dos casos, ou a cada 48 horas ou 72 horas, dependendo dos hábitos alimentares de cada um (Santos, *et al.*, 2005). Esse método tem como finalidade básica estabelecer o hábito intestinal regular em colostomizados, reduzir gases e odores, e também substituir o uso do equipamento coletor.

Embora a irrigação tenha muitos benefícios, ela não contempla todos os estomizados; somente aqueles que têm estomia no cólon descendente ou no sigmoide. Pacientes com estomia à direita, no cólon ascendente e transverso, não se beneficiam desse método.

> A irrigação só é indicada para clientes com colostomia esquerda, terminais e, preferencialmente, definitivos, sem doenças intestinais (RCUI, doença de Crohn, diverticulite ou câncer) ou gerais (cardíacas e renais) associadas (Santos *et al.*, 2005, p. 249).

A irrigação realizada regularmente dispensa o uso do equipamento coletor. É uma opção que proporciona melhora no padrão de vida dos pacientes. Os colaboradores ressaltam que os métodos alternativos propiciam mais liberdade de ação.

> Fui aprendendo, me acostumando e me adaptando. Muitas vezes, quero viajar, mas fico com vergonha. Quando vou viajar, faço irrigação e fico três dias sem eliminar fezes. Quando chego ao lugar, troco a bolsinha e também fecho a boca para não comer muito. É preciso ter muito cuidado com a alimentação. (Rita)

Entretanto, esse método também apresenta desvantagens: exige tempo prolongado para execução do procedimento e, consequentemente, ocupação do banheiro por longo período; requer rigor no cumprimento de horários e local próprio e material específico. Envolve um ritual de preparo do ambiente, condições básicas de saneamento e, por último, não é um método facultado a todos os estomizados. Por isso, a irrigação da colostomia requer habilidade e paciência e, se for realizada fora do domicílio, é ainda mais trabalhosa, ocasionando temor e insegurança.

> Com relação a sair, viajar, sempre fico preocupada em saber onde vou fazer a irrigação. Agora mesmo, deixei de viajar pelo medo. (Noêmia)

Ainda como alternativa de controle da incontinência em colostomizados, há o sistema oclusor ou obturador da estomia, que possibilita o controle da eliminação de fezes e gases. Pode ser usado pelos que fazem a irrigação e também pelos que não fazem. O sistema oclusor ou obturador de estomia, denominado Conseal (Coloplast S.A.), consiste em um dispositivo semelhante a um tampão, descartável, flexível, disponível em uma peça, usado para ocluir a estomia em sua extremidade distal (Santos, *et al.*, 2005).

Apesar das vantagens, o oclusor pode se soltar acidentalmente.

> Minhas atividades de lazer são muito ruins. Quando vou a áreas de lazer, tenho vontade de brincar, de me divertir, de cair dentro da piscina. Outro dia fui para a piscina, usei aquele tampão de antigamente, ele estourou e sangrou. Era sangue demais e minha filha ficou nervosa. Fiquei com vergonha porque não queria que meu genro soubesse disso. Ele sabe, mas fico nervosa porque é feio para mim. Então, passei vergonha, fiquei meio triste porque meu genro viu. (Rita)

Constata-se pelos depoimentos de colaboradores que ainda há poucas boas opções de substituição dos equipamentos coletores, como é o desejo da pessoa estomizada (Silva, 2004). Os recursos existentes ainda são de uso muito restrito, atingindo um pequeno número de usuários (Santos *et al.*, 2008).

O oclusor, a exemplo da irrigação, não é indicado para a pessoa com estomia à direita e/ou com complicações do estoma em virtude de sua ineficácia em relação ao tipo de drenagem – líquida e em grande quantidade.

Estudos realizados com essa clientela destacam que a reabilitação de uma pessoa estomizada deve ser um processo de adaptação contínuo até que ela retorne ao modo de vida normal. Nogueira *et al.* (1994, p. 310) enfatizam o conceito de reabilitação ditado pela Organização Mundial da Saúde (OMS):

> O processo de reabilitação visa proporcionar a continuidade do tratamento e desenvolvimento da capacidade de aprendizado e autocuidado. Contribui para o retorno da pessoa às suas atividades e a incentiva a aceitar suas limitações funcionais e orgânicas para que se ajuste ao novo estilo de vida. O processo de re-

abilitação visa, ainda, assegurar o empenho da família e da comunidade no processo reabilitatório.

Assim, conforme destacado anteriormente, o enfermeiro tem a responsabilidade de elaborar um plano de cuidados que devem abranger as fases pré, trans e pós-operatória para os pacientes estomizados, envolvendo familiares e promovendo o autocuidado. Veremos, de forma detalhada, as orientações a esse respeito.

Figura 2.1 – Situações apresentadas.

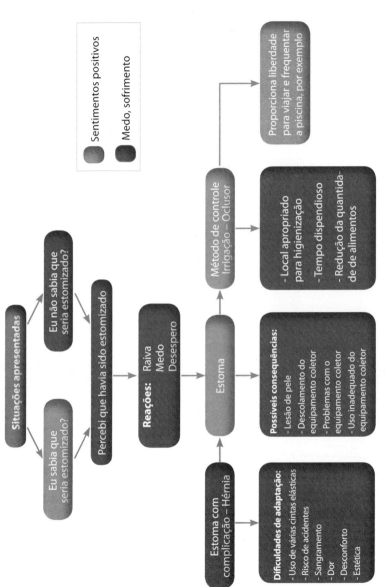

Fonte: Diagrama proposto pelas organizadoras.

Capítulo 3

ADAPTAÇÃO ÀS MUDANÇAS

Todos os nossos colaboradores relataram mudanças bruscas na alimentação, no modo de se vestir e de vivenciar a sexualidade. Pelos relatos, pode-se perceber que os hábitos alimentares foram totalmente alterados apesar da orientação de mantê-los conforme o costume anterior à cirurgia, seguindo somente um padrão balanceado (Cesaretti, 1999; Dias, Teixeira, 2005).

Entretanto, pelo que se pode inferir, o cotidiano dos colaboradores mostra que eles tiveram de se submeter a um controle alimentar rigoroso para minimizar a eliminação de gases e melhorar a consistência, o volume e o odor do bolo fecal. Assim, de um lado, ficou evidenciado que a alimentação controlada pode contribuir para melhorar as relações sociais e a autoconfiança do estomizado; de outro, a eliminação de gases ainda constitui um dos maiores problemas a ser enfrentado por eles.

> Não sei mais o que fazer... Deixei de me alimentar com coisas de que gosto muito, mas ainda produzo muitos gases. (Rita)

Segundo Dias e Teixeira (2005, p. 263), "o volume de gases existentes no intestino, seja em jejum, seja após uma refeição, é de 90ml a 100ml, em média. Estima-se que o indivíduo normal expile pelo reto de 200ml a 2.000ml de gases por dia, com média de 600ml". O enfermeiro deve orientar a pessoa estomizada de forma a respeitar os aspectos social e cultural. A ação dos alimentos difere de uma pessoa para a outra; assim, o estomizado deve conhecer o seu nível de tolerância para evitar a exclusão de alimentos necessários à dieta (Cesaretti, 1999).

Um dos colaboradores opinou que a restrição alimentar necessária para diminuir os gases é tão rigorosa a ponto de demandar monitoramento quase contínuo:

> Vêm os gases, não há controle. A alimentação tem de ser mais rígida. Pela manhã, alimento-me com coalhada, que não solta tanto, mas, de repente, tomo um suco, chupo uma bala, como um doce, uma fruta sem mastigar direito... e isso já é suficiente para eu não aguentar os gases que saem sem a gente sentir. Refrigerante, nem pensar! É o que forma mais gases; fico sobressaltada. A janta tem de ser muito leve. (Nair)

> Quando abuso de minha alimentação e tenho diarreia, uso a bolsinha. Então, me arrependo. Até fico pensando: o estomizado que tem uma alimentação adequada leva uma vida melhor, não evacua tanto. Mas acho que nem 50% dos estomizados têm alimentação adequada. (Regina)

Em relação às dificuldades de adaptação alimentar relatadas pelos estomizados, estudo desenvolvido por Cesaretti (1999) com 114 pacientes constatou que os alimentos restringidos pelas pessoas estomizadas foram "verduras cruas ou cozidas, carne de porco, leite puro, ovo, peixe, feijão, frituras, açúcar e bebidas gasosas".

ADAPTAÇÃO ÀS MUDANÇAS | 53

Em suma, as pessoas com estomia se privam de saborear alimentos agradáveis ao paladar. Muitas vezes, são impedidas de ter prazer com a alimentação, até mesmo de participar de eventos sociais quando são servidas refeições. Além disso, é necessário destacar que, por causa da excessiva preocupação com a eliminação de gases, odor e diarreia, a pessoa estomizada nem sempre está atenta à qualidade da alimentação, o que pode ocasionar outros problemas de saúde.

A estomia também impõe ao paciente mudanças no modo de vestir, pois requer roupas mais soltas, que camuflem o uso do equipamento coletor:

> Quanto à vestimenta, mudou um pouco. Minha mãe fez calças para eu usar até as coisas voltarem ao normal. Assim, ninguém nota a colostomia. Mas ainda fico receoso. (Advar)

Segundo Petuco (1998), um dos momentos mais difíceis é quando o estomizado se depara com o espelho, pois é nesse momento que ele toma consciência da mutilação do corpo e, consequentemente, vivencia sentimentos de tristeza, depressão e rejeição. A maioria das pessoas estomizadas leva algum tempo para se ajustar a roupas que sejam adequadas e que mantenham a aparência física de acordo com a que estavam acostumadas. Em geral, esse processo de adaptação do vestuário interfere significativamente no retorno às atividades sociais.

Na realidade, a pessoa estomizada percebe por meio da necessidade de alteração no modo de se vestir a confirmação de sua nova imagem física ou corporal. Petuco esclarece que "cada um possui uma imagem física (visão interna de como é o ser externo) resultante da imaginação". E complementa:

> Essa imagem física pode ser fonte de prazer ou de sofrimento, conforme é percebida. Ela apresenta vários aspectos: visual (o que é visto quando se olha), mental (pensamento sobre a aparência), emocional (sentimento sobre peso ou altura), cinestésico (sentimento e controle sobre as partes do corpo) e, por fim, histórico (moldado ao longo da vida). Assim se pode entender por imagem física a combinação complexa de atitudes, sentimentos e valores (Petuco, 1998, p. 43).

Como afirmado, a imagem física não é apenas mental, mas também social. O modo como o indivíduo se sente é influenciado pela percepção sobre a forma como as outras pessoas o avaliam.

> Logo após a estomia, mudei muito o meu estilo de roupa. Antes vestia calça e saia normais, mas aí passei a usar saia mais rodada e blusa mais solta, até me acostumar. (Carmelita)

É perceptível a eterna preocupação da maioria das pessoas estomizadas em não deixar transparecer vestígios do equipamento coletor:

> A roupa mudou. Eu só usava calça de lycra e hoje tenho de usar conjuntinho folgado para tentar esconder a colostomia. Usei vestido, mas depois notei que aparecia a bolsa, então voltei a usar conjuntinho. Não aparece. Muita gente não sabe que uso. (Nair)

Essas pessoas usam roupas mais largas (Silva, 2004). Segundo Petuco (1998), trata-se de estratégia denominada *en-*

cobrimento, que significa esconder sentimentos, sinais de incapacidade, desconforto e fadiga, entre outros. Elas utilizam essa estratégia para evitar as perguntas de curiosos, o que lhes conduz a um intenso constrangimento.

Diversos colaboradores confessam, entretanto, que roupas largas cobrem o que querem esconder, mas não os deixam bonitos e elegantes. Além disso, sobretudo no caso de pacientes do sexo feminino, impedem a exposição da curvatura do corpo, como atesta o depoimento a seguir:

> Mudei a maneira de me vestir. Não uso mais vestido. Gostava muito de vestidinho bem feitinho no corpo. Era tão gostoso... Agora só uso saia e blusa, às vezes uma calça comprida, mas fico meio desconfiada. A roupa mudou. Não gosto mais de usar short. Eu usava muito. Tinha muitas bermudas jeans, andava toda bonita! Não posso mais usar saia jeans, calça jeans ou bermuda jeans. A não ser que seja tudo bem largo, para a bolsa não aparecer. (Rita)

O estilo de roupa que precisam usar reprime a sensualidade, bloqueia a "fala" natural do corpo e as torna menos atraentes. Pode-se inferir daí que a preocupação com o uso de roupas que escondam o equipamento coletor, mas não são charmosas, limita bruscamente a possibilidade de convívio social:

> Não dá para usar uma roupa legal. Então, saio pouco. Fico sempre preocupada se a roupa vai dar certo, se vai ficar aparecendo... (Noêmia)

As roupas possibilitam a ligação do corpo biológico com o ser social, e do público com o privado. Assim, o uso de roupas largas incomoda as pessoas estomizadas porque, muitas vezes, estas não combinam com sua personalidade, seu estilo e tipo físico. Por isso, as alterações da imagem física ou corporal, materializadas na necessidade de usar roupas largas, vêm acompanhadas de sentimentos como baixa autoestima e falta de autoconfiança.

A vida sexual é outra área acometida pelas mudanças. É necessário mencionar que as alterações na sexualidade e na função sexual estão intimamente relacionadas com a alteração da imagem corporal e da autoestima. Nessa perspectiva, a sexualidade é uma função ampla que abrange aspectos biológicos, psicológicos e sociais.

Dimensionar todo o impacto da estomia na sexualidade do ser humano é algo complexo, mas percebido. As dificuldades estão relacionadas, principalmente, à presença do equipamento coletor, à possibilidade de vazamento de secreções, à presença de odor e à eliminação de gases (Sousa *et al.*, 1997).

> Na parte de sexo, a gente muda demais. Parece que eles fazem alguma coisa errada na gente porque, apesar da idade, não deveria ter ficado assim, devagar como fiquei. Acho que a cirurgia me prejudicou bastante. Desde o início, fiquei com dificuldade sexual. (Airton)

Alguns depoimentos demonstram que, após a cirurgia, em geral os pacientes não são devidamente orientados quanto à atividade sexual:

> Depois que fui estomizada, não tenho vida sexual. Na época em que fiz a cirurgia, fiquei com medo. O médico disse que eu não poderia arrumar companheiro nenhum porque iria me prejudicar. Tenho muito medo, mas nem tudo é sexo. É o cari-

> nho, amor, respeito e companheirismo. Os filhos acham ruim, mas eles não preenchem o vazio. (Carmelita)

> Nunca mais tive relacionamento sexual. Nem vou ter. Até tenho curiosidade de saber se quem tem colostomia definitiva tem direito a sexo. Não que eu queira ter sexo. Quero viver para mim, para meus filhos e rezar. (Nair)

Esse relato demonstra a necessidade de orientação mais detalhada e completa a respeito de atividade sexual. Fica evidente, assim, também a falta de preparo dos profissionais de Saúde para abordar a questão da sexualidade com os pacientes.

Sabe-se que parte das mudanças vivenciadas pelos estomizados tem origem na cirurgia a que foram submetidos, pois, quando é feita a ressecção do reto, pode haver lesão dos nervos do sistema autônomo que se dirigem à pelve. Segundo Sousa *et al.* (1997, p. 187), "a amputação abdominoperineal do reto, com colostomia definitiva, para tratamento do câncer retal, é a operação que mais comumente causa lesões do sistema nervoso autônomo". No sexo masculino, essas lesões acarretam perda da ejaculação, distúrbios parciais da ereção ou mesmo impotência completa. No sexo feminino, ocorre "diminuição e perda da libido, e também, após ressecção do reto, dificuldades no intercurso sexual" (Sousa *et al.*, 1997, p. 179).

> Não penso em um parceiro. Acho que minha libido está embutida. Pode até acontecer de eu vir a conhecer outra pessoa, mas acho difícil. Não penso em um parceiro. Tenho de pensar nisso, mas me preocupar, não. (Regina)

58 | ESTOMIAS INTESTINAIS: DA ORIGEM À READAPTAÇÃO

Verifica-se, pelos depoimentos de mulheres estomizadas, a predominância de dor no ato sexual.

> Após a estomia, achei muito ruim a vida sexual. Fiquei nervosa porque sentia muita vergonha. O saquinho não incomoda porque é sempre limpinho, mas não dá mais para mim. Sinto dor e não quero de jeito nenhum. Não gosto, porque parece que incomoda. (Rita)

Sousa *et al.* (1997, p. 179) confirmam que as dificuldades no intercurso sexual feminino "estão relacionadas a diversas causas, como: presença de seios perineais, estenose vaginal, incontinência urinária, insegurança da mulher em relação ao estoma e, sobretudo, em consequência da dor".

Como já mencionado, a sexualidade não está somente relacionada ao físico; logo, a alteração do corpo leva também a uma desorganização psíquica. Esses distúrbios, segundo Santos (1996), apresentam-se de forma peculiar tanto para o homem quanto para a mulher. Para ele, que frequentemente sente disfunção erétil como consequência da operação, o fato de ter um estoma no abdome que pode sangrar traz a ideia da vagina com capacidade de menstruar. Para ela, as confusões ocorrem acerca dos conceitos de evacuação e sexualidade que envolvem cada órgão e suas funções.

Esse equívoco pode se intensificar no caso da complicação do tipo prolapso, em que a alça intestinal se exterioriza pelo estoma, o que faz lembrar um pênis; logo, ela pode se sentir masculinizada.

Depoimentos de colaboradores sugerem que o estomizado retoma suas atividades sexuais com menor dificuldade quando pode contar com o apoio do(a) companheiro(a) desde a fase diagnóstica da doença. Os resultados do estudo de Petuco (1998) demonstram que as modificações vivenciadas pelos estomizados estão relacionadas a seu desempenho antes da cirurgia, à compreensão do parceiro e à capacidade de se sentirem sexualmente atraentes.

> A colostomia não me atrapalha muito em relação a essa pessoa [companheiro] porque ele me acompanhou e sabe tudo que passei. Acho que, se for me relacionar com outro namorado, vou me sentir constrangida. Vou me atrapalhar, não vou me sentir à vontade. (Noêmia)

> A minha vida sexual logo após a estomia mudou. Depois, com o apoio da minha esposa, melhorou um pouco. Tive de lançar mão de alternativas para sentir um pouco de prazer. Sem o apoio da esposa, [o homem] não vai conseguir nada. (Luís)

A maioria das pessoas estomizadas reconhece as dificuldades de relacionamento sexual também para o(a) parceiro(a), em virtude dos possíveis riscos de acidente com o equipamento coletor.

> A preocupação da minha esposa e dos meus filhos comigo é muito grande. Para andar e dormir com quem usa bolsa, a pessoa tem de estar muito preparada, senão é difícil suportar. (Luís)

Petuco (1998) afirma que o medo é um fator determinante para a disfunção sexual e todos podem apresentar esse tipo de sentimento de alguma forma: receio de não ser aceito, de ser percebido como alguém sexualmente incapaz ou de ser rejeitado pelo parceiro. Em outro estudo sobre atividade sexual de pacientes estomizados de ambos os sexos, verificou-se que o sentimento prevalente foi o de vergonha perante o parceiro

60 | ESTOMIAS INTESTINAIS: DA ORIGEM À READAPTAÇÃO

(35,3%), seguido do sentimento de rejeição (17,6%) e exclusão (Souza de Lúcia, 2005).

Essas dificuldades também foram relatadas por muitos colaboradores de nosso estudo. Um deles afirma que, após a cirurgia, sentiu-se rejeitado pela companheira:

> Sobre a vida sexual, mudou muito. Minha esposa mudou um pouco. Senti que ela tem certo desprezo por mim. (Airton)

A maioria dos entrevistados salientou que sente muita vergonha ao praticar atividade sexual. Assim, alguns preferem deixar o(a) companheiro(a) por sentirem vergonha:

> Estava namorando uma pessoa, mas, não por causa da colostomia – e sim por mim mesma –, acabei me afastando um pouco dela. (Noêmia)

Observa-se ainda que os pacientes sem companheiro(a) sentem mais dificuldade para reorganizar a vida afetiva. Às vezes, preferem ficar sozinhos, isolando-se por causa da estomia, entendendo que a vida sexual não faz mais parte de seus objetivos.

> Não penso em ter outro companheiro. O que tinha de acontecer na minha vida já aconteceu. Percebo que os outros me paqueram, mas não os vejo, não tenho interesse. (Regina)

Outros gostariam de ter um(a) novo(a) companheiro(a), mas têm receio de não serem aceitos. Percebe-se que a mutilação causada pela estomia torna as pessoas inseguras, inclusive aquelas que não necessitam de equipamento coletor.

Se alguma pessoa mostra interesse por mim, vou logo falando que sou estomizada. Não uso a bolsa, acho isso uma bênção. A bolsa é pior, porque incomoda e prejudica a estética. (Regina)

Parece que, para alguns estomizados, a atividade sexual não é mais vista como algo essencial em suas vidas. Assim, existem aqueles que abdicam da vida sexual e buscam outros tipos de compensação, como mostra este depoimento:

Praticamente, minhas funções sexuais acabaram, mas hoje, graças a Deus, o homem, com sua inteligência, dispõe de livros, revistas, televisão... que ajudam a ultrapassar essa barreira. (Advar)

Verificamos também que alguns estomizados têm esperança de melhorar as funções sexuais e acreditam que as pesquisas possam ajudar nisso.

Espero, se Deus quiser, que um estudante, um dia, venha resolver esse problema do estomizado. Sei que é um tema muito complexo, mas espero que seja resolvido o problema do sexo para o estomizado. (Advar)

Alguns estomizados podem se beneficiar de alternativas para corrigir as disfunções sexuais causadas pela estomia, como comenta um dos colaboradores:

Depois de 14 meses estomizado, fiz outra intervenção cirúrgica para adaptar uma prótese peniana. Ajudou bastante, resolveu de vez o fator psicológico da ereção e solucionou o meu problema. Hoje levo uma

> vida normal em relação ao sexo. Acredito que a pior deficiência do homem é a falta de informação. Dê valor a você e à vida. (Advar)

Em síntese, os pacientes evidenciam que há muitas mudanças na sexualidade e que é preciso grande esforço para se adaptar à nova situação. Percebe-se que nem todos conseguem superar essas mudanças e procuram se conformar, substituindo o interesse pelo sexo por outras atividades que lhes proporcionem prazer. Para aqueles que mantêm a atividade sexual, esta passa a ter conotação mais abrangente, na qual os parceiros buscam valorizar outros aspectos que envolvem um relacionamento, como carinho e atenção.

Figura 3.1 – Enfrentando as mudanças causadas pela estomia.

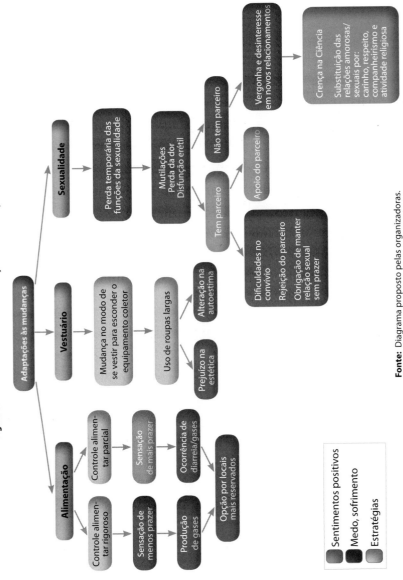

Fonte: Diagrama proposto pelas organizadoras.

CAPÍTULO 4

BUSCANDO A REINSERÇÃO SOCIAL

Sabe-se que a reinserção social ainda é um grande obstáculo para a pessoa estomizada. Relatos de nossos colaboradores evidenciam que a estomia provoca mudanças que dificultam a socialização e que acarretam perda da motivação para participar de atividades sociais, tornando a pessoa mais triste e sem perspectivas:

> A vida muda demais para o ser estomizado. A gente não é mais aquela pessoa de antes, a vida torna-se mais triste. Não tenho a alegria de antes. (Airton)

Goffman (1988, p. 22) afirma que, "quando ocorre a falta de feedback saudável do intercâmbio social diário, a pessoa que se autoisola torna-se possivelmente desconfiada, deprimida, hostil, ansiosa e confusa".

Inicialmente, o estomizado tende a se isolar socialmente por presumir que as pessoas não entenderiam ou não tolerariam sua condição (Silva; Teixeira, 1997). Com o passar do tempo, se houver oportunidades facilitadoras, o estomizado poderá readquirir a autoconfiança e deixar de nutrir o sentimento de autorrejeição.

Muitos de nossos colaboradores destacaram dificuldades que contribuem para aumentar o isolamento social, como eliminação involuntária de gases, presença de fezes na bolsa, ruídos e odores desagradáveis em ambientes de refeição.

> No restaurante, sento-me ao fundo sozinha, sem ninguém. Tudo por estar assim, estomizada. Não se pode fazer nada, não há como controlar a eliminação de gases. (Nair)

> Após a estomia, minha vida mudou em alguns aspectos. Se estou na rua na hora do almoço, fico sem almoçar. Podem sair alguns gases do meu coletor. Fico preocupado em passar vergonha do lado de uma pessoa que não me conhece e que pensa que sou normal. (Luís)

Embora existam recursos materiais que visam facilitar a vida da pessoa estomizada, enfrentar locais públicos continua não sendo tarefa fácil. Petuco (1998, p. 20) reitera a necessidade de o estomizado adquirir conhecimentos para o próprio tratamento, procurando desenvolver habilidades de autocuidado e mantendo um senso de independência.

> Lidando com vendas, às vezes eu deveria ficar na fila de banco, mas não fico; é difícil. Em todo lugar que vou, tenho o cuidado de verificar se estou levando uma bolsa, uma tesourinha, um paninho, porque posso precisar. É obrigação do estomizado. Foi a enfermeira quem me ensinou. Nossa Senhora! É difícil demais! (Nair)

Constatamos que alguns deles costumam frequentar um único local: a igreja. Parece que ali se sentem bem, possivelmente pela busca espiritual e por se considerarem mais aceitos.

Estou sem atividade de lazer. Só vou à igreja, só me sinto bem lá. Antes, eu até fazia festa! Amava fazer essas coisas. Agora não faço mais. Não gosto de reunião nem de lugar que tem muita gente. Não suporto, me dá fobia. Sou sistemática: tirei todos os canais da minha televisão, não vejo novela, não assisto a filmes, só vejo Canção Nova e Rede Vida. (Nair)

Quase não tenho lazer, não gosto. Antes gostava, mas deixei, fico quieto em casa. Vou à igreja e assisto à missa. Minha mulher me acompanha. (Airton)

Em suma, muitos colaboradores demonstram que a estomia e os cuidados que requer restringem a liberdade de viver. Alguns preferem fugir e vivenciar seus temores e medos longe das pessoas.

Quando estou em casa, junto do meu marido e dos meus filhos, não tenho vergonha, mas é só chegar uma pessoa de fora e a coisa complica. O estoma solta muitos gases, fico com vergonha, porque fica todo mundo espantado, me olhando... Mesmo aquela pessoa que sabe que tenho, fica espantada. Não tem como controlar. (Rita)

Depois da estomia minha vida mudou. Eu era uma pessoa muito livre. Dirigia muito, saía muito, sempre trabalhando, vendendo enxovais. Aquela vida era maravilhosa. Mudou muito porque tive de me afastar do público. Achei que para mim não dava mais para conviver com outras pessoas. (Nair)

Tenho medo de viajar. Eu não sou como antes. Fico receoso de passar vergonha. Isso traz tristeza para a vida da gente. (Airton)

Alguns depoimentos mostram que, na realidade, os pacientes se isolam para que as outras pessoas não tenham conhecimento de sua condição. Embora alguns tentem negar, o preconceito contra o estomizado dificulta a convivência social, sobretudo porque assumimos desde a infância o rigor higiênico com as eliminações intestinais.

> Há aquelas pessoas que, infelizmente, se afastam. Existe um preconceitozinho, mas isso não me incomoda, não. (Noêmia)

Goffman (1988) usou o termo *estigma* para se referir a um atributo depreciativo como "deformidade física". Assim, a pessoa que considera seu corpo imperfeito torna-se um estigmatizado. Ela tende a ser conduzida ao isolamento social por considerar-se diferente, ou seja, por não apresentar as características e os atributos considerados normais pela sociedade.

Para driblar o estigma, os estomizados costumam utilizar a estratégia de encobrimento. Goffman (1988) afirma que isso ocorre quando o estigma está relacionado a partes do corpo que devem ser escondidas do público para não despertar a atenção; assim, o encobrimento é inevitável.

> Fico muito triste aqui na reunião [da Associação] ou na fila das bolsas. Vejo aquelas pessoas tão deprimidas por causa de uma colostomia... Tem gente que fica com as mãos em cima da barriga não querendo que ninguém saiba que ali embaixo tem uma colostomia. (Nair)

> Na igreja, sempre fico perto da porta de saída. É mais difícil ficar perto de alguém que não me conhece. Poucas pessoas sabem que sou estomizado; na minha

BUSCANDO A REINSERÇÃO SOCIAL | 69

> família mais de 80% não sabe. Acham que sou uma pessoa normal, que vou ao banheiro e me sento direitinho no vaso. (Luís)

> Na igreja ninguém sabe. Não comento nem mostro minha colostomia. Se não perguntam, ninguém fica sabendo. Eu tenho uma vizinha que se sente bem em sentar no meu sofá, mostrar a estomia e falar sobre isso. Acho horrível. E quando ela está com a bolsa transparente, aquilo me dá uma agonia... Não precisa mostrar, porque é uma coisa muito íntima. (Nair)

Outros colaboradores reagem de maneira diferente, procuram superar o preconceito e agir com naturalidade. Realizam as atividades que tinham anteriormente, mantendo o senso de normalização. Dessa forma, podem ter os sinais e sintomas da doença sob controle e longe das pessoas. Para Goffman (1988), o estigmatizado e o normal são parte um do outro em determinadas fases da vida. Assim como o normal pode se tornar vulnerável, ambos podem desenvolver uma rotina diária de normalização.

> Nunca me considerei anormal. Nunca tive vergonha nem de outros problemas. Era outra vida, isso não interessa a ninguém. Vivo normalmente, não tenho preconceito. Fui doente, hoje em dia sou sadio. Onde eu andava tinha de ter um banheiro perto, acessível, à vista. Hoje tenho minhas atividades: trabalho, passeio, namoro normalmente. Faço hoje melhor ainda, porque tenho mais confiança. (Valdemar)

Os colaboradores manifestaram ainda a necessidade de mais esclarecimento à sociedade sobre o que é ser estomizado, a fim de serem reconhecidos e aceitos.

> Não sabia o que era uma estomia, não fazia nem ideia. Tudo foi novo para mim. Infelizmente, as pessoas são desinformadas. (Noêmia)

> É claro que o importante mesmo é o ajuste do estomizado na vida, na sociedade. Falta informação, e isso tem muita influência. É importante que todos saibam. Falta muito diálogo, faltam informações profissionais, até mesmo nas escolas. (Regina)

Dos vários relatos, depreende-se que a vida social do estomizado é precária. Muitos depoimentos foram praticamente unânimes em confirmar o isolamento social das pessoas com estomia: pela vergonha de que as pessoas saibam do problema, pelo incômodo causado com a eliminação dos gases, pela falta de informação e consequente preconceito da sociedade, pela imagem corporal alterada, pela rejeição até mesmo da própria família ou, ainda, pelo sentimento de insegurança em relação ao equipamento.

O retorno ao trabalho faz parte da reinserção social, porém, constatou-se que a maioria dos colaboradores abandonou-o após a estomia. Como quase todos são pessoas portadoras de câncer, conseguiram a aposentadoria por invalidez.

A aposentadoria é concedida ao portador de câncer quando a perícia médica do Instituto Nacional do Seguro Social (INSS) o considera definitivamente incapaz para o trabalho. A Lei nº 8.213, de 24 de julho de 1991, diz ainda que o indivíduo portador de neoplasia maligna terá direito ao benefício, independentemente do pagamento de 12 contribuições, desde que esteja inscrito no regime geral da Previdência Social – o INSS (Brasil, 1991).

> Estou feliz, graças a Deus. Minha filha conseguiu aposentadoria para mim. Essa aposentadoria me serve muito, graças a Deus. Ela também conseguiu minha carteira de ônibus de passe livre. (Francisca)

Além da aposentadoria, alguns pacientes enquadrados na categoria de deficiente têm conseguido também o passe livre para transporte. A Lei nº 8.899, de 28 de julho de 1994, regulamentada pelo Decreto nº 3.691, de 19 de dezembro de 2000, concede passe livre às pessoas portadoras de deficiência no sistema de transporte coletivo interestadual. No Distrito Federal mantiveram a Lei nº 566, de 14 de outubro de 1993, da Secretaria de Justiça, Direitos Humanos e Cidadania do Distrito Federal, assegura esse direito no transporte local.

> Sou perfeito! Inclusive, quando ando de ônibus, já me abordaram perguntando o que tenho para usar carteirinha de passe livre. (Valdemar)

Se, por um lado, a aposentadoria por invalidez oferece certa segurança financeira à pessoa estomizada, por outro, conduz à falta de ocupação, e consequentemente, à ociosidade. Essa situação talvez contribua para aumentar o isolamento social e diminuir a capacidade de enfrentamento do dia a dia.

Observa-se que pacientes que continuam trabalhando conseguem maior realização, já que o trabalho contribui para a construção de sua identidade. Na realidade, o trabalho possibilita a inclusão social, mesmo que seja no mercado informal, em que os estomizados encontram condições mais favoráveis.

> Meu trabalho é o maior lazer da minha vida. Amo o trabalho que faço. Já tive um que amava e amo ainda. Mas amo este outro que aprendi, e ao qual me dedico atualmente, que é buscar sementes no mato. Fico em casa montando minhas peças. (Valdemar)

> Continuo vendendo minhas joias, viajo de ônibus. Não me importo de jeito nenhum. Faço a mesma coisa que fazia antes. (Nair)

O paciente que já exercia trabalho autônomo antes da cirurgia consegue prosseguir nas atividades laborais com mais facilidade.

> Nas minhas atividades laborativas, convivo bem com a colostomia; para mim não atrapalha. Ainda trabalho, lido com cavalo, tenho algumas cabeças de gado. Meus filhos não querem que eu faça nada, mas não tenho natureza de ficar parado. Fui criado na roça, no trabalho pesado, e se ficar quieto acho ruim. (Airton)

Conclui-se que não há políticas de informação à sociedade voltadas à valorização das pessoas estomizadas, seja em relação a políticas de emprego ou à estruturação de locais públicos que ofereçam condições de higienização, a fim de possibilitarem o exercício da cidadania plena (Maruyama, 2004).

BUSCANDO A REINSERÇÃO SOCIAL | 73

Figura 4.1 – Reinserção social.

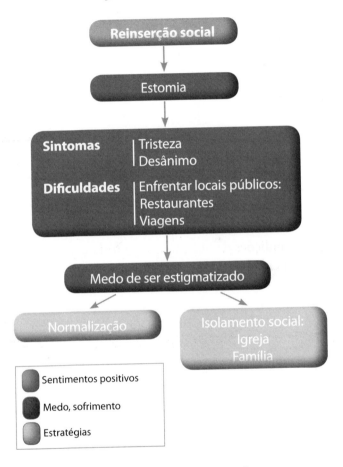

Fonte: Diagrama proposto pelas organizadoras.

CAPÍTULO 5

O DESAFIO DA MORTE E A BUSCA DE PERSPECTIVAS

A partir do momento em que recebe a notícia do diagnóstico e da necessidade de estomia, o paciente se sente extremamente inseguro quanto ao futuro. Maruyama (2004) constatou que há um divisor importante entre a história de vida antes e depois do câncer e da estomia. Os pacientes deixam de viver o presente e pouco sonham com o futuro, possivelmente porque temem a morte a qualquer momento. Isso ocorre em grande parte porque a maioria dos pacientes estomizados é portadora de câncer.

Neste trabalho, apuramos que nove colaboradores tiveram de realizar a estomia em virtude da presença da doença.

> Não tenho mais futuro nenhum. Estou bem, mas a vida é uma luz. A luz está acesa e de repente se apaga. (Rita)

A maioria dos colaboradores enfatizou ter tido oportunidade de viver apenas antes da estomia, como mostra o depoimento a seguir:

> Sobre o futuro, hoje não sei dizer. Tudo na gente vai ficando pouco. Na realidade, o que tinha de fazer já fiz; hoje, quanto ao futuro, penso muito pouco no que fazer. (Airton)

A confirmação do diagnóstico de tumor de reto interfere no processo de reabilitação do estomizado, pois, além de todas as dificuldades, ele ainda se depara com o terror da palavra câncer como sinônimo de morte. Em seu estudo, Amorim (2005) chama a atenção para o fato de que a pessoa estomizada associa a doença à finitude da vida, mesmo quando são apresentadas alternativas de cura e prolongamento.

Petuco (1998, p. 49) observa que as pessoas estomizadas, desde a fase diagnóstica do câncer, sofrem várias reações em relação à morte.

> Muitas vezes, são incapazes de enfrentar a inevitabilidade da morte, com o medo superando a esperança, e, assim, deteriorando ainda mais seu estado de saúde. Outras, mais do que o medo e a ansiedade, têm a depressão como sentimento dominante.

O medo da morte está relacionado também aos aspectos emocionais da pessoa que elabora seus projetos de vida de acordo com o fator temporal, a posição social e familiar, entre outros. Segundo Maruyama (2004, p. 269):

> As experiências nas diversas fases da vida constituíram um aspecto importante e determinante na motivação para as diferentes formas de reação e percepção das experiências da doença e na formação do objetivo de vida dessas pessoas, pois ter uma colostomia por câncer é ser diferente da norma social.

O estomizado passa a ter preocupação com qualquer alteração em seu organismo, pois sente muito medo da recidiva da doença.

> Fico encucada com qualquer coisa que aparece; se fico sem evacuar, tomo remédio e vou levando. Tenho medo de fazer cirurgia, medo de médico; tenho pavor. Há uns dois anos que não vou ao proctologista. (Carmelita)

Além disso, a morte de colegas desencadeia um sentimento intenso de aflição, pois, possivelmente por mecanismos de identificação, ele sente que também pode vir a morrer a qualquer momento.

> Quando perco uma amiga que é estomizada, fico abalada, perco sangue, fico acamada, não quero conversar com ninguém, choro muito. Quando perdemos aquele padre, fiquei deprimida. Depois perdemos a Flávia, e eu fui para a cama; eu chorava dia e noite... (Nair)

Em outros momentos, pessoas com estomia negam a possibilidade de morrer de câncer, pois procuram entender que a doença possibilita momentos de reflexão sobre a própria vida.

> Essa colostomia não veio para me matar. Falo sempre que quero morrer assim, mas não quero morrer disto. Isto não veio para me destruir, veio para me ajudar. Tive uma palestra e ficou muito claro que a colostomia não vem para destruir, não é problema. Não penso nenhum dia que o câncer que passou pela minha vida vai me matar. Vou morrer de velhice. (Nair)

Constatamos que muitas pessoas estomizadas desejam vida longa, mas têm medo de envelhecer e ficar dependentes dos cuidados de outras pessoas.

> Fico pensando que, se Deus permitir e eu tiver vida longa, quem deverá limpar e trocar meu equipamento coletor? Os filhos não ficam a vida toda com a gente. Para ficar numa idade avançada usando o equipamento coletor, tem de ter muita fé para as coisas darem certo, senão fica muito difícil viver. (Luís)

Nessa perspectiva, o colaborador a seguir demonstra que, após a doença e a realização da estomia, passou a viver mais intensamente e a valorizar sua família.

> Estou começando a ver a vida como ela deve ser vivida. O futuro para mim são meus familiares, principalmente minha esposa, meu filho e minha filha. (Advar)

Percebe-se ainda que, para aliviar o sofrimento causado pelo medo da morte, alguns pacientes buscam apoio na fé. Diversos estudos mostram que a crença religiosa ajuda as pessoas a se conformarem com a situação vivenciada, enfrentarem o sofrimento e encontrarem um novo sentido para a vida (Gutierrcz, 2003; Maruyama, 2004; Petuco, 1998).

> No futuro, espero ser feliz se Deus permitir. Peço muita paz não só para mim, mas para toda a humanidade, e que o nosso governo cuide dos doentes nesses hospitais públicos. (Carmelita)

Em geral, os pacientes procuram vencer o medo da morte a qualquer instante e passam a acreditar na possibilidade de longevidade:

> A vida da gente muda, sim. Claro que muda, mas a vida continua. Mudada, mas continua. E não devemos deixar de lado nossos objetivos, nossos sonhos, por causa de um problema. Quero continuar minha vida, sim. Quero realizar todos os meus sonhos. (Noêmia)

> Espero no futuro realizar meus sonhos. Quero tudo o que não realizei, porque a colostomia em si não mudou nada os meus planos. A colostomia não me matou, continuo viva. (Noêmia)

> Espero, no futuro, namorar muito e viver muitos anos. Vou levando a vida normalmente. (Valdemar)

A relação com o futuro se modifica sensivelmente. Em consequência, as pessoas passam a ter dificuldade até mesmo de viver o momento presente. Algumas estratégias adotadas conseguem minimizar o sofrimento, como a compreensão da doença como meio para refletir sobre a vida, maior valorização do convívio familiar e busca da fé religiosa.

Essas estratégias são fundamentais para que os pacientes consigam enfrentar o medo da morte e traçar perspectivas. Por isso, ressalta-se que é importante que as pessoas tenham a oportunidade de sonhar com acontecimentos futuros, sobretudo em momentos difíceis.

Figura 5.1 – Enfrentando a morte/perspectivas.

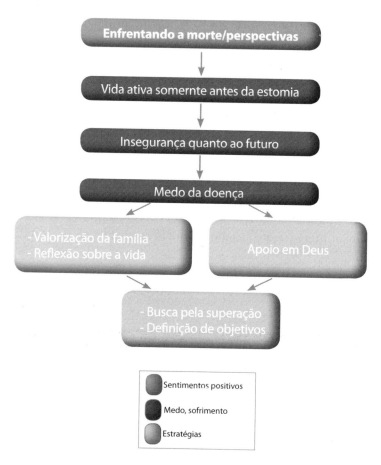

Fonte: Diagrama proposto pelas organizadoras.

CAPÍTULO 6

A IMPORTÂNCIA DAS REDES DE APOIO

Uma rede de apoio é fundamental para que os estomizados consigam enfrentar as mudanças, seja por meio da religião, da família ou de associações de estomizados. A religião e a espiritualidade, sobretudo a fé e as crenças, surgem como importante suporte para que as pessoas adquiram a força necessária para cuidar de si próprias e não se sintam solitárias na luta pela vida.

Breibart (*apud* Gutierrez, 2003) diz que a espiritualidade é formada por dois componentes: a "fé, que está mais ligada à religião e às crenças religiosas, e o sentido, que tem um conceito mais amplo e está presente tanto nas pessoas que têm quanto nas que não têm religião".

Nessa linha de pensamento, Petuco (1998) afirma que as pessoas geralmente têm crenças e opiniões que são adotadas com convicção. As crenças servem de sustentação para a esperança e provocam esforços de enfrentamento para situações adversas e conflitantes. A autora observa, porém, que nem todas encorajam o enfrentamento, como na ideia de um Deus punitivo, de destino e da incapacidade de conseguir superar determinada situação. Assim, ela salienta que, além da crença, outro recurso importante a ser utilizado pela pessoa estomizada é o compromisso, que ajuda na superação das dificuldades.

Desse modo, percebe-se que as crenças religiosas e espirituais são forças significativas que norteiam as decisões tomadas por muitos pacientes a respeito do tratamento. Gutierrez (2003) e Maruyama (2004) afirmam que a religião serve de referência para as concepções gerais e embasa os significados da experiência intelectual, emocional e moral, tanto para o indivíduo como para o grupo. Dessa forma, a crença religiosa ajuda as pessoas estomizadas a se conformarem, a enfrentarem o sofrimento e a encontrarem um novo sentido para a vida.

Identificamos, nos depoimentos dos colaboradores, que eles buscam apoio em um ser superior. Geralmente, recorrem ao apoio de Deus após receberem a notícia da necessidade da estomia. Esses pacientes costumam recorrer a Deus em momentos de sofrimento intenso e utilizar diversos artifícios: pedir, barganhar, negociar, entre outros.

> Senti uma reação muito triste e até pedi minha morte a Deus. Quando fiquei sabendo que seria estomizado, fiquei chocado mesmo. (Airton)

Teixeira (2003) afirma que alguns diagnósticos costumam exercer pressão muito grande sobre o paciente, e que ele precisa da fé religiosa para ter mais confiança no médico. Segundo esse autor, a fé, aliada à ciência, também contribui para que o paciente tenha mais esperança em relação ao tratamento da doença.

> Quero dizer aos que precisam fazer essa operação que ela não é bicho de sete cabeças. Tem de ter fé em Deus, porque todos dependem dEle. É Ele quem vai guiar nossos passos e quem nos dá a vida. O médico, guiado por Deus, vai desmontar a gente, como fui desmontado, igual a carro velho. Não botou peça nenhuma, só remendou as que tinham. Tirou as podres, jogou fora, e deixou as boas. (Valdemar)

A IMPORTÂNCIA DAS REDES DE APOIO | 83

Há pacientes que acreditam que fazer o bem ao próximo ajuda-os na recuperação da saúde física e mental. Assim, eles costumam se dedicar a atividades sociais. Certamente, realizar tais atividades melhora a autoestima, pois lhes confere a sensação de utilidade.

> Sou uma pessoa religiosa. Faço muito o bem, ajudo muito quem precisa porque todos nós temos de fazer alguma coisa por alguém. Pensar no próximo, amar a todos, e perdoar principalmente, porque, se não perdoamos, não somos ninguém. É através do perdão que a gente se cura de todas as mazelas do corpo, do espírito e da alma. Tem gente que não sabe perdoar. (Carmelita)

Teixeira (2003) percebeu que a prática de ajudar outras pessoas possibilita aos pacientes deixar de lado as preocupações excessivas com a doença, proporcionando-lhes ainda momentos de prazer. Alguns colaboradores acreditam que Deus é o responsável pela superação das dificuldades, em consequência, deixam que Ele decida sobre o futuro:

> Não sei o que vai ser daqui para frente, só Deus é que sabe. Acredito que estou viva contando esta história porque Ele tem uma obra em minha vida. E creio que foi isso que fez com que eu ficasse boa. Passei seis meses na cama, andei de bengala durante três anos e meio, por causa dessa cirurgia, mas estou aqui contando minha história. (Carmelita)

> Para o futuro, só quero que Deus me dê muita saúde. Mais saúde, vida e paz dentro da minha casa. De que adianta ter carro do ano, apartamento, muito dinheiro no banco e estar numa cadeira de rodas, num colchão d'água? Nossa riqueza é saúde e paz. Para mim, é. Sou feliz, graças a Deus. (Francisca)

Há que se mencionar, entretanto, que a fé religiosa pode também ter influência negativa na recuperação do paciente, principalmente quando ele, por exemplo, atribui toda a responsabilidade de seu futuro a Deus, deixando de realizar o tratamento ou simplesmente deixando de se cuidar e lutar pela vida.

Pelos depoimentos de colaboradores, é possível depreender que as crenças religiosas e espirituais auxiliam as pessoas estomizadas a enfrentar momentos de dificuldade. A religião e a espiritualidade ocupam um importante espaço na vida das pessoas e as têm auxiliado na superação da doença.

Estudo realizado por Teixeira (2003, p. 61) confirma que:

> A religião provê aquele vislumbre de luz quando as circunstâncias dizem que não há nenhuma luz, provê um propósito e uma direção quando tudo neste mundo se mostra sem sentido, propiciando conforto quando não há ninguém ao redor para confortar.

É importante que profissionais de Saúde compreendam essas necessidades para que possam ajudar pacientes a minimizarem o sofrimento. Soares (2003, p. 99) afirma que "a capacidade dos profissionais de perceber e de compreender formas de crenças é fundamental para desenvolver cuidados espirituais e/ou possibilitar outros segmentos nessa promoção". Ele destaca ainda que, para a enfermagem, é essencial uma visão abrangente de espiritualidade e ter certo nível de maturidade e habilidade para respeitar todas as crenças, mesmo que diferentes das suas. Para tanto, é necessário que profissionais fiquem mais próximos dos pacientes, que o cuidado seja integral e que não abranja somente o corpo, mas também a mente e o espírito.

Além da religião, a família também constitui importante rede de apoio à pessoa estomizada, principalmente no período logo após a cirurgia, quando ela vivencia momentos de intensa desordem emocional. As reações dos familiares têm papel preponderante no processo de reabilitação do estomizado, podendo minimizar ou maximizar as consequências advindas da estomia (Silva; Teixeira, 1997).

A maioria de nossos colaboradores afirmou ter recebido apoio dos familiares, conforme ilustram os depoimentos a seguir:

> Minha família me encorajou muito, por isso tenho força para enfrentar as dificuldades. A religião, é claro, vem em primeiro lugar; depois a gente pensa na família. (Regina)

> No início, tive apoio dos meus familiares, não posso dizer que não. Atualmente, estamos um pouco desligados... (Valdemar)

Quando a família procura compreender as reações das pessoas com a estomia, como revolta, angústia e insegurança, elas se sentem apoiadas. Maruyama (2004) diz que a família é vista como a instituição cuidadora da pessoa com estomia na desordem física e emocional, pois assume a proteção do indivíduo, acalentando-o, confortando-o e ajudando-o, todos envolvidos pelo vínculo da afetividade.

> Tenho muito apoio da minha família. Sou muito paparicada. Às vezes até digo: "Gente, não estou morta; tenho este negócio aqui, mas não estou morta. Estou viva e muito saudável." (Rita)

Infelizmente, alguns familiares não mostram sensibilidade para compreender esse momento difícil e acabam estigmatizando o paciente:

> Fui rejeitada pela própria família. A companheira do meu irmão disse que não me queria junto deles porque quem tinha colostomia não poderia ficar em apartamento. (Nair)

Segundo Maruyama (2004), em geral, a reação inicial dos familiares diante da doença e do tratamento é de estranheza. É quando expressam, não raramente, adjetivos como "esquisito, estranho". Aos poucos, vão superando esse sentimento, acostumando-se e aceitando a situação com mais tranquilidade.

> Minha família toda me amparou. Meu marido não quis saber de que jeito fiquei. Meu filho também não quis ver. Ninguém quis olhar. Nunca mostrei para ninguém. Só contei para um irmão. Não conto para mais ninguém. Só minha filha, meu filho, meu marido e meu irmão é que sabem. Há um irmão que nunca soube, porque ele é muito linguarudo e pensa que essa doença pega... (Francisca)

Além do estigma, parece que muitos familiares são permeados por um sentimento de piedade em razão da perda da integridade física da pessoa que estimam muito. Há familiares que costumam adotar uma postura superprotetora e que mantêm a pessoa estomizada dependente e incapaz de exercer qualquer tipo de atividade:

> A gente percebe que acaba sendo mais mimada. Mesmo que faça qualquer coisa, ninguém vai brigar. Fica aquela coisa meio de criança... Então, todo mundo está do seu lado; qualquer coisinha que acontece, todos estão próximos. (Noêmia)

Sem dúvida, a família tem papel fundamental no processo de recuperação do paciente, bem como na aceitação de sua condição, ao demonstrar sentimento de fé e esperança, criando mecanismos de união e força entre seus integrantes. Maruyama (2004, p. 267) observa: "A família é um elemento importante em todo o processo da vida, antes e depois da estomia, por facilitar a integração da experiência da doença na biografia das pessoas com estomia."

Nesse momento, o paciente e sua família desenvolvem o senso de unidade e equilíbrio, pois ambos se encontram fragilizados. Os familiares necessitam da atenção dos profissionais de Saúde para que possam apoiar adequadamente as pessoas estomizadas.

Além da religião e da família, a associação de ostomizados completa o tripé da rede de apoio. A entidade representa um espaço em que pacientes e seus familiares buscam diversos tipos de recurso, tanto materiais quanto informações técnicas para o autocuidado. Goffman (1988) também afirma que as pessoas estigmatizadas costumam valorizar as associações e suas atividades, pois estas oferecem a oportunidade de convivência grupal.

A associação, ao prover um lugar seguro e comum a todos, e, consequentemente, ao possibilitar influência positiva na reabilitação dos estomizados, ameniza o isolamento. A identificação com os pares melhora a autoconfiança e a autoestima. Cesaretti *et al.* (1997, p. 140) sustentam que "o contato com outros estomizados que vivenciaram situações semelhantes, e que já se encontram em fase mais adiantada do processo de reabilitação, pode contribuir para minimizar a tendência do estomizado ao isolamento social".

> Depois que fiquei estomizado, tenho evitado estar próximo de outras pessoas. Praticamente, estou con-

> vivendo só com meus familiares e com o pessoal da Associação. Fico em casa tentando me adaptar, buscando uma solução para que, mais tarde, eu venha a ter uma vida normal, tranquila. (Advar)

> No início, precisamos de apoio e orientação. Os estomizados formam uma família. Acho que são meus irmãos mais próximos. Acho até que são mais próximos que minha irmã caçula, pois não falo com ela o que falo com os estomizados, porque eles abraçam assim, bem forte. A gente conversa abertamente. Sou feliz por fazer parte da Associação. (Nair)

Colaboradores destacam a importância da participação em reuniões, pois eles adquirem conhecimentos transmitidos pelos profissionais e estudantes da área de Saúde.

> Levo uma vida tranquila e, com o apoio da Associação dos Ostomizados e da enfermeira que nos ajuda, me sinto muito feliz. (Carmelita)

> Sou feliz por ter escapado. Apesar deste equipamento coletor, estou contando vitória. Há anos frequento as reuniões. É a coisa mais difícil eu perder uma reunião porque é importante para nós. Lá recebemos orientação da enfermeira e dos estudantes. (Francisca)

Enquanto escrevemos este trabalho, as reuniões na Associação dos Ostomizados de Brasília (AOSB) se realizam na primeira sexta-feira de cada mês nas dependências do Hospital Universitário de Brasília. Além da participação dos estomizados e seus familiares, há o envolvimento de enfermeiros, assistentes sociais, psicólogos, nutricionistas e estudantes de Enfermagem da Universidade de Brasília (UnB). Esses encontros contam com festividade em datas comemorativas como Dia das Mães, Dia dos Pais, aniversários e confraternização de final de ano. As palestras atendem aos temas solicitados pelos estomizados.

As associações também têm a função de integrar seus participantes em um só contexto em busca de melhoria da assistência e dos materiais, oferecendo-lhes novos conhecimentos. É um local onde o estomizado expõe suas ideias, experiências e dificuldades, ocorrendo aí a troca de experiências também com os profissionais. Assim, cada um vai construindo sua história e afirmando sua posição na sociedade.

Além das reuniões mensais, a AOSB costuma prestar atendimento dois dias por semana em sua sede, que funciona (atualmente) em uma sala do ambulatório do Hospital Universitário de Brasília. Na AOSB, percebe-se a solidariedade entre os pacientes, que ajudam uns aos outros com palavras de esperança. Ali, os "veteranos" têm a oportunidade de ajudar os recém-chegados.

> Quando me vi na situação de estomizada, decidi trabalhar pelos estomizados. Agora preciso trabalhar para ajudar as pessoas, pelo menos favorecer aos estomizados para que tenham uma qualidade de vida melhor. Eles têm de entender que o mundo não acabou. (Regina)

A pessoa estomizada sabe, melhor que ninguém, das dificuldades pelas quais passa o recém-operado. Por isso, sua contribuição é imprescindível para minimizar o sofrimento inicial, a falta de aceitação e a inabilidade no manuseio do equipamento.

> Outro dia, a médica me chamou para conversar com um senhor que estava se sentindo rejeitado. Mostrei minha colostomia, conversei bastante, ajudei a trocar o equipamento coletor. Ele chorou igual a criança. Disse que eu era mais velha do que ele, mas, mesmo assim, tinha uma habilidade muito grande. Falei que a gente vai aprendendo devagar. Comentei que continuo trabalhando, ajudando os outros na medida do possível. Temos de aceitar as coisas, senão ficamos deprimidos. (Nair)

> Acho que Deus tem um plano para cada um. Tenho um compromisso com a Associação. É um local onde podemos conversar e confidenciar. Pode-se confiar naquelas pessoas, pois elas passam pela mesma situação que eu passo, mesmo sendo um homem ou um mocinho. (Regina)

Como resultado, os associados sentem orgulho em exibir a camiseta da instituição que, de certa forma, simboliza a capacidade de organização das pessoas estomizadas, como mostra este depoimento:

> Gosto daquela camisa da Associação. Com a camisa, fica fácil para todo mundo saber, não preciso dizer nada. (Rita)

Em síntese, nossos colaboradores demonstraram que a rede de apoio norteia as decisões a respeito da doença e do tratamento. As crenças religiosas e espirituais têm auxiliado, sobretudo nos momentos de maior dificuldade. A família apresenta-se como suporte concreto, ou seja, ampara-os em todas as fases da doença e ainda contribui para lhes dar sentido na luta pela vida. Por fim, a associação surge como um espaço compartilhado entre iguais nos quais eles podem expor mais livremente suas angústias e seus sentimentos, sendo compreendidos por seus pares.

Figura 6.1 – Importância das redes de apoio.

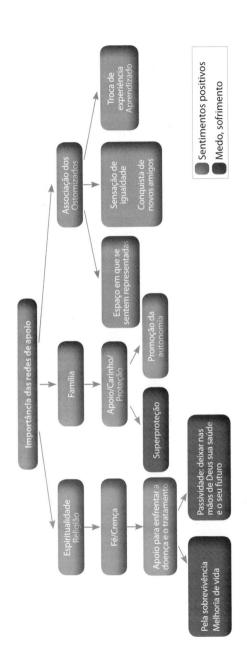

Fonte: Diagrama proposto pelas organizadoras.

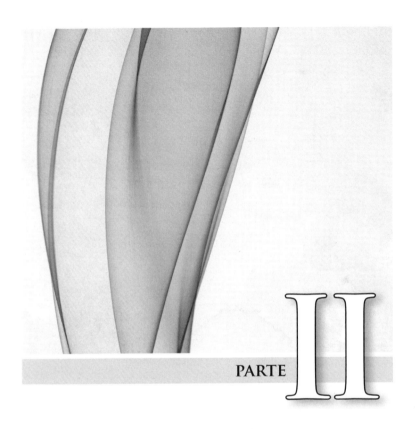

PARTE II

PROFISSIONAIS QUE FAZEM A HISTÓRIA

CAPÍTULO 7

PROFISSIONAIS DE SAÚDE E O ENVOLVIMENTO COM ESTOMIZADOS

Até o início do século XX, a principal preocupação da medicina era desenvolver técnicas cirúrgicas para propiciar o prolongamento da vida. Na medida em que essas técnicas se consolidavam, aumentava a sobrevida dos pacientes e, consequentemente, surgia a necessidade de minimizar as sequelas e melhorar a qualidade de vida.

Na década de 1950, o aumento do número de pessoas estomizadas impulsionou as reivindicações por uma assistência que atendesse às complexas mudanças que ocorriam em suas vidas (Santos, 2005). Em 1958, para atender aos anseios dos pacientes estomizados, Norma Gill, uma ileostomizada, foi contratada como técnica para atuar na Cleveland Clinic Foundation, em razão de sua vivência no cuidado de estomas. Assim, ela foi considerada a primeira estomaterapeuta (Santos, 2005).

A partir daí, os profissionais de Saúde, em especial de enfermagem, sentiram necessidade de desenvolver um conhecimento técnico especializado para assistir o paciente de forma integral. Foi nesse contexto que os enfermeiros se organizaram e criaram a especialização Enfermagem em Estomaterapia. *O Dicionário Houaiss da Língua Portuguesa* (2001) e Paula e

Santos (2003) conceituam *especialista* como "conhecedor profundo de um assunto, que tem um saber especializado e que oportuniza conquistas de espaços e novas percepções, e impulsiona outros desafios".

A estomaterapia existe oficialmente desde 1961 e, até o final da década de 1970, podia ser exercida por outros profissionais de Saúde. Com a criação do World Council of Enterostomal Therapists (WCET), a partir de 1980, ela passou a ser especialidade dos cursos de Enfermagem (Santos, 2006).

No Brasil, até a década de 1980 não havia cursos de especialização nessa área, o que levou alguns enfermeiros a saírem do país. O objetivo era buscar formação para prestar assistência a pacientes estomizados e, também, para auxiliar na organização de serviços de assistência em hospitais e ambulatórios da rede pública (Santos, 2006).

Em 1990 foi criado o primeiro curso de especialização de Enfermagem em Estomaterapia na Escola de Enfermagem da Universidade de São Paulo (USP). A criação desse curso proporcionou o desenvolvimento de novos conhecimentos e novas tecnologias, bem como o surgimento de novos campos de atuação e pesquisa.

No momento, há no Brasil seis cursos de especialização de Enfermagem em Estomaterapia credenciados pelo WCET, localizados em Curitiba, no Paraná; São Paulo, capital; em Taubaté e Campinas, no interior paulista; em Juiz de Fora, em Minas Gerais; e em Fortaleza, capital cearense.

Outros estão referendados pela Associação Brasileira de Estomaterapia (Sobest) para serem credenciados pelo WCET, como os de Belo Horizonte, capital mineira; Recife, em Pernambuco; Rio de Janeiro, capital fluminense; Ribeirão Preto, no interior paulista; Manaus, capital amazonense; Ilhéus, na Bahia; São Luís, no Maranhão; e São Leopoldo, no Rio Grande do Sul.

Os cursos de Santo André e São José do Rio Preto, no estado paulista, da Universidade do Estado do Rio de Janeiro (Uerj) e do Distrito Federal – neste momento em que escrevemos – estão em processo de análise.

A atuação do enfermeiro é bastante relevante na atenção à pessoa estomizada. Contudo, sabe-se que, por causa da complexidade desse tipo de cuidado, é necessário o trabalho de uma equipe multiprofissional que contemple a abordagem de diversos aspectos psicossociais. Em outras palavras, é desejável uma atuação que, além do aspecto multiprofissional, alcance a interdisciplinaridade.

Segundo Demo (1997), atuação interdisciplinar é a capacidade de abranger simultaneamente, de forma concreta, a particularidade e a complexidade. É a interação das disciplinas para atingir um objetivo comum. Para Amorim e Gattás (2007), "a interdisciplinaridade deve ser entendida como método, caracterizado pela intensidade das trocas entre especialistas e pelo grau de integração real das disciplinas no interior de um mesmo projeto". Por outro lado, esses mesmos autores alertam para o fato de a interdisciplinaridade ser vista como instrumento de uma prática que prescinde do fracionamento do conhecimento.

Na área de Saúde, a interdisciplinaridade ainda é um desafio a ser alcançado. Exige a superação de obstáculos de ordem psicossocial para dominação dos saberes em um contexto em que os processos de competição, de posição defensiva e de segurança econômica assumem papel fundamental (Vilela; Mendes, 2003).

A equipe que cuida diretamente da pessoa estomizada é constituída por médicos, enfermeiros, técnicos e auxiliares de enfermagem, psicólogos, nutricionistas e assistentes sociais. Entretanto, no dia a dia do trabalho, em geral cada profissional desenvolve isoladamente suas competências específicas. Nesse sentido, Saar e Trevizan (2007) afirmam:

as atividades conjuntas são pouco exploradas e, quando ocorrem, não possibilitam aos participantes perceber a importância do papel profissional desempenhado pelos diferentes membros e sua ligação com o seu próprio papel.

O papel do médico, como integrante da equipe de Saúde, é realizar diagnósticos, elaborar e executar o plano terapêutico e, ainda, encaminhar pacientes a outros profissionais quando necessário (Saar; Trevizan, 2007). Por sua vez, o enfermeiro tem papel preponderante na equipe multiprofissional, com distintas funções de caráter administrativo, assistencial e educacional.

As funções administrativas compreendem três áreas de atuação: processo de trabalho, ambiente institucional e equipe de Saúde (Saar; Trevizan, 2007; Costa; Shimizu, 2005). Essas ações estão relacionadas à provisão e à previsão de recursos humanos e materiais, manutenção de equipamentos e organização do serviço, além de coordenação, supervisão e avaliação de desempenho da equipe de enfermagem, bem como interação com todos os membros da equipe de Saúde para assistir o paciente.

Entre as funções administrativas, o enfermeiro tem-se concentrado nas atividades burocráticas em detrimento do aprimoramento da gestão do processo de trabalho da equipe de Saúde (Costa; Shimizu, 2005). As ações do enfermeiro relativas à assistência ao paciente incluem procedimentos invasivos de maior complexidade técnica que exigem conhecimento científico e capacidade de tomada de decisões.

Quanto à atividade educativa, o enfermeiro é responsável por capacitar os membros da equipe de enfermagem, orientando-os tecnicamente para o aperfeiçoamento profissional, buscando o aumento do conhecimento teórico e prático (Saar; Trevizan, 2007). Entretanto, as atividades educativas,

Profissionais de saúde e o envolvimento com estomizados | 99

essenciais para o aprimoramento da capacidade técnica e relacional da equipe, têm sido negligenciadas por esse profissional (Costa; Shimizu, 2005).

Em essência, cabe ao enfermeiro desenvolver o processo de Sistematização da Assistência de Enfermagem (SAE) para planejamento, implementação e avaliação da assistência e intervenções de enfermagem no cuidado da pessoa estomizada.

O estomizado, em virtude das alterações que sofre no trato digestivo, necessita de orientação constante do nutricionista. É competência desse profissional fazer a avaliação nutricional dos pacientes com o objetivo de controle e reeducação alimentar. Ele é o único profissional capaz de elaborar cardápios saudáveis e adequados às necessidades alimentares individuais dos pacientes, com aproveitamento dos recursos existentes sem onerar o orçamento doméstico (Saar; Trevizan, 2008).

A reeducação alimentar é necessária para regular a quantidade e a consistência das fezes, diminuir a formação de gases, evitar a diarreia ou prisão de ventre e diminuir o odor das fezes.

O psicólogo tem papel preponderante nas vivências subjetivas da pessoa estomizada. O paciente pode sentir-se sozinho com suas fantasias, seus medos e preconceitos, o que induz à desestabilização, dificultando o processo de recuperação (Neder, 2005). Considerando que a perda do controle esfincteriano tem repercussão na imagem corporal e em sua identidade, é necessário abordar os aspectos dos hábitos de higiene, da capacidade de amar e ser amado, de modo a possibilitar a sua reinserção social. Ademais, o psicólogo pode ajudar as famílias das pessoas estomizadas a lidarem com as modificações impostas por essa nova situação.

Compete ao assistente social avaliar as condições socioeconômicas e culturais do paciente e de seus familiares, orientá-los acerca do direito à saúde e identificar e intervir nas situações que possam afetar o processo de reabilitação (Oliveira; Nakano, 2005).

Ao atender o estomizado, o assistente social atua nas várias fases do tratamento com vistas à reintegração social após a alta. A abordagem é individual, de acordo com a exigência de cada caso, em que são identificados os dados relativos à situação trabalhista e previdenciária, entre outras (Oliveira; Nakano, 2005). Além disso, o assistente social participa da definição de política assistencial que atenda às reais necessidades das pessoas estomizadas e presta assessoria para que organizem suas entidades representativas.

Dada a importância de uma atuação articulada e integrada, as ações dos diversos profissionais devem ser implementadas para a operacionalização do processo de cuidado do estomizado. Dessa forma, são necessários esforços para que esse paciente receba atenção integral, sistematizada e individualizada.

Uma vez reconhecidas as múltiplas necessidades da pessoa estomizada, há que se contar, além dos profissionais, com as redes de apoio. Segundo Silva e Shimizu (2007), as crenças religiosas e espirituais, a família e as associações dos ostomizados servem como importante suporte para minimizar o sofrimento. Dessa forma, os profissionais de Saúde devem estimular o uso dessas redes pelas pessoas estomizadas, a fim de melhorar a qualidade de vida.

A fim de se oferecer assistência integralizadora, espera-se que os profissionais de Saúde tenham atitude positiva na abordagem do ser humano que tem suas necessidades básicas afetadas, que sejam otimistas e que considerem o estomizado como centro do processo assistencial e agente participativo do tratamento.

CAPÍTULO 8

POLÍTICAS PÚBLICAS

Desde 1988, a Constituição Federal assegura ao povo brasileiro os princípios constitucionais de universalidade, igualdade, equidade e controle social, que abrangem ações de prevenção, tratamento e readaptação (Brasil, 1988). As políticas públicas de caráter social e de inclusão são abrangentes, a começar pelo Sistema Único da Saúde (SUS), regulamentado pela Lei Orgânica da Saúde nº 8.080, de 19 de setembro de 1990, e pela Lei nº 8.142, de 28 de dezembro de 1990, que congrega todos os serviços federais, estaduais e municipais de Saúde. Isso significa que todo cidadão deve ter acesso aos serviços, igualdade no atendimento à saúde e equidade na distribuição dos recursos de que precisa (Brasil, 1990).

Entretanto, passados mais de vinte anos da criação do SUS, apesar dos avanços, ainda não se percebe o cumprimento de todas as ações propostas. Tais avanços não foram lineares nem uniformes (Cohn, 2009). O poder público tem instituído espaços para a participação da sociedade civil nos conselhos de Saúde, mas o grande desafio continua sendo o de criar políticas que atendam às especificidades de cada segmento da sociedade, como o das pessoas estomizadas.

Ao longo do tempo, os estomizados têm lutado por garantias de políticas públicas que lhes assegurem atenção digna. Para isso, eles vêm se organizando em associações voltadas para a defesa de seus direitos, aplicáveis a todas as faixas etárias. Em

1974, foi fundada a International Ostomy Association (IOA), que estabeleceu a Declaração dos Direitos dos Ostomizados com o objetivo de que todos os países assumissem o dever de garantir aos estomizados direito a uma qualidade de vida satisfatória após a cirurgia (Santos, 2005).

No Brasil, em 1975, foi criada em Fortaleza, no Ceará, a primeira associação brasileira, denominada Clube dos Colostomizados do Brasil, que posteriormente se transformou na Associação dos Ostomizados de Fortaleza (Santos, 2005). A Sociedade Brasileira de Ostomizados só foi fundada dez anos mais tarde, em 17 de novembro de 1985, com base nos princípios filosóficos da International Ostomy Association, a qual congrega todas as associações brasileiras.

Posteriormente, essa sociedade passou a ser denominada Associação Brasileira dos Ostomizados (Abraso). Seu principal objetivo é representar, em âmbitos nacional e internacional, todos os brasileiros nessa condição, fazendo valer os direitos de as pessoas com estomia receberem, gratuitamente, assistência, equipamentos, assessórios de boa qualidade e garantia de acompanhamento multiprofissional (Carvalheira, 2005).

Como conquista subsequente, a Portaria SAS/MS nº 146, de 14 de outubro de 1993, veio garantir e incluir no Sistema de Informações Ambulatoriais do Sistema Único de Saúde (SIA/SUS) a concessão de equipamentos de órteses, próteses e bolsas coletoras (Brasil, 1993).

Em 23 de junho de 2001, foi criado o Movimento Nacional dos Jovens Ostomizados (Monajo), com o objetivo de capacitá-los a exercer a plena cidadania e escolher os representantes do Brasil no Congresso Mundial de Jovens Ostomizados.

Destaca-se a participação de membros da Associação Brasileira de Ostomizados (Abraso) nos conselhos e conferências de Saúde e na Coordenadoria para Integração da Pessoa Portadora de Deficiência (Corde). Esse órgão é o de assessoria da

POLÍTICAS PÚBLICAS 103

Secretaria Especial dos Direitos Humanos da Presidência da República, responsável pela gestão de políticas voltadas para a integração da pessoa portadora de deficiência, tendo como eixo focal a defesa de direitos e a promoção da cidadania.

Quanto à proteção social, pessoas estomizadas acometidas por câncer têm usufruído o direito à aposentadoria após passarem por perícia médica do INSS que as considere definitivamente incapazes para o trabalho. Elas são beneficiadas pela Lei nº 8.213, de 24 de julho de 1991, que dispõe sobre Planos de Benefícios da Previdência Social e inclui a aposentadoria por invalidez.

No caso de servidor público, aplica-se o Regime Jurídico Único dos Servidores Públicos Civis da União, definido pela Lei nº 8.112/1990, que em seu artigo 186 concede ao servidor aposentadoria por invalidez permanente, recebendo os proventos integrais, quando decorrente de acidente em serviço, moléstia profissional ou doença grave, contagiosa ou incurável, especificada em lei, e proporcionais nos demais casos. É considerada doença grave, entre outras, a neoplasia maligna.

Os estomizados conquistaram o direito de inclusão nas políticas públicas para deficientes por meio da Política Nacional de Saúde da Pessoa Portadora de Deficiência – Decreto nº 5.296, de 12 de dezembro de 2004. Como integrantes de categoria dos deficientes, foram contemplados com passe livre em transporte interestadual e municipal garantidos pela Lei nº 8.899, de 29 de junho de 1994, regulamentada pelo Decreto nº 3.691/2000. No Distrito Federal, a Lei nº 566/1993 assegura esse direito em transporte coletivo, e a Lei nº 3.939, de 2 de janeiro de 2007, instituiu o Estatuto de Pessoa com Necessidades Especiais.

Em julho de 2011, havia 687 estomizados, entre crianças e adultos, cadastrados no Programa de Assistência Ambulatorial, segundo dados do Núcleo de Atenção Básica ao Ostomizado, órgão da Gerência de Enfermagem da Subsecretaria de

Atenção à Saúde, pertencente à Secretaria de Estado de Saúde do Distrito Federal (SES/DF).

O Ministério da Saúde, por meio da Portaria SAS/MS 400, de 16 de novembro de 2009, regulamenta as políticas de Saúde para pessoas ostomizadas. O artigo 1º dessa Portaria estabelece as diretrizes nacionais para a atenção à saúde das pessoas ostomizadas no âmbito do SUS, a serem observadas em todas as unidades federadas, respeitadas as competências das três esferas de gestão (Brasil, 2009).

As determinações contidas na Portaria incluem a capacitação dos profissionais e a estruturação de programas e serviços de assistência à pessoa com estomia. O atendimento deve ser interdisciplinar, individualizado e sistematizado, visando à reabilitação, readaptação e melhoria da qualidade de vida dessas pessoas.

Finalmente, cabe ressaltar que as políticas públicas de Saúde para estomizados devem contemplar as diversas necessidades deles por meio da garantia de acesso aos diversos níveis de assistência, visando à integralidade da atenção.

CAPÍTULO 9

O PAPEL DA ENFERMAGEM

A equipe de enfermagem tem papel fundamental na implementação do cuidado humano. Para tanto, deve ter conhecimento científico, habilidade e comprometimento para assistir o paciente de forma eficiente e segura. As ações e intervenções de enfermagem no processo do cuidado são dinâmicas, sobretudo em virtude dos avanços científicos e tecnológicos. A atenção ao estomizado inicia-se logo após a indicação da cirurgia e segue as etapas no pós-operatório, período de internação e acompanhamento ambulatorial.

Para nortear a assistência de enfermagem especializada a estomizados, Martins (2005) elaborou sete princípios que fundamentam a prática dos profissionais. Eles estão detalhados a seguir.

O primeiro princípio recomenda traçar os objetivos do cuidado de modo a atender aos interesses do estomizado. Para isso, deve-se possibilitar a ele o resgate do passado, com suas experiências positivas, o que, certamente, o auxiliará nas decisões a serem tomadas, bem como a delinear perspectivas para o futuro. Além disso, deve-se possibilitar que ele lembre que pode realizar um projeto de vida social, trabalho e lazer, entre outros.

O segundo princípio ressalta o respeito à singularidade do estomizado. Deve-se valorizar a história de vida dele e seus valores. Uma escuta atenta do profissional aos detalhes de todos os acontecimentos deve ser levada em consideração.

O terceiro princípio focaliza as fases descritas por Kluber Ross que comumente são vivenciadas pelo estomizado: negação, isolamento, ira, barganha, depressão e aceitação.

O quarto princípio trata da importância do indivíduo em sua totalidade.

O quinto princípio salienta a exigência da competência profissional, do saber e do fazer, objetivando a autonomia e a independência para o cuidado, ou seja, estimular o estomizado a utilizar os próprios recursos de que dispõe.

O sexto princípio enfatiza a importância da prática educacional na intenção de possibilitar a troca de conhecimentos para que o estomizado possa criar estratégias de enfrentamento no seu cotidiano.

Por fim, o sétimo princípio preconiza que o cuidado do estomizado deve envolver a família, o grupo de ajuda e os profissionais de Saúde.

As etapas operacionais no cuidado da pessoa estomizada

Fase pré-operatória

Na fase pré-operatória, compete ao enfermeiro informar os pacientes e familiares sobre procedimentos e cuidados com a estomia, bem como apresentar os materiais específicos e educativos (Silva, 2004). É imprescindível alertá-los sobre as possíveis complicações imediatas ou tardias que podem ocasionar desgaste físico e emocional, e que têm sérias implicações no processo de reabilitação da pessoa estomizada. Entre elas, deve-se falar, em conjunto com o cirurgião, sobre os potenciais danos causados aos nervos pélvicos e o consequente impacto sobre a atividade sexual e a fertilidade do paciente (Erwin-Toth, 2006).

No intuito de minimizar o sofrimento e evitar complicações, é indispensável fazer a demarcação prévia do local onde será exteriorizada a alça intestinal através da parede abdominal (Cesaretti *et al.*, 2005). Esse também é um procedimento realizado pelo enfermeiro em conjunto com o cirurgião e que requer participação ativa do paciente. A finalidade dessa demarcação é, entre outras, o estoma ser feito de modo a possibilitar o autocuidado e uma boa aderência do equipamento coletor.

Para tanto, deve-se observar o estilo de vestimenta usada pelo paciente, considerando como especiais os casos de obesidade mórbida, uso de muletas e uso de cadeira de rodas, o que requer atenção especial na demarcação (Cesaretti *et al.*, 2005). Enfim, deve-se oferecer segurança ao estomizado, de modo a facilitar sua reinserção social.

Segundo Cesaretti *et al.* (2005), para a demarcação, devem ser considerados seis fatores:

a) tipo de estoma a ser realizado;

b) localização do músculo reto do abdome;

c) escolha do local com área suficiente para possibilitar a aderência do dispositivo;

d) manutenção de distância adequada entre o local selecionado para o estoma e os acidentes anatômicos;

e) visualização do estoma;

f) presença de aparelho ortopédico ou prótese.

Meirelles e Ferraz (2001, p. 503), definem *demarcar o estoma como*:

> Delimitar uma região ideal e proceder à demarcação com uma caneta especial, com objetivo de favorecer, durante o ato cirúrgico, a confecção de uma abertura anatomicamente adequada que permita a adaptação de dispositivos para a coleta dos efluentes com o mínimo de desconforto para o paciente.

A demarcação do local de confecção do estoma representa a chave do sucesso da convivência do paciente com a estomia. Significa evitar complicações e racionalizar recursos materiais, entre outros aspectos. A demarcação adequada do local deve garantir que o estoma seja realizado de forma circular e que possibilite exteriorização de 2cm a 3cm da alça intestinal (Erwin-Toth, 2006). Essas medidas evitam o descolamento do dispositivo e a fuga do efluente periestomal, que resulta em lesão da pele.

De outra forma, a confecção do estoma próximo à depressão, prega cutânea ou proeminência óssea, por exemplo, dificulta a aderência da placa e ocasiona extravasamento de fezes, causando dermatite (Silva, 2004). Nesse sentido, Santos e Cesaretti (2005) afirmam que a dermatite periestomal está entre as complicações mais frequentes, as quais podem ser classificadas, segundo os fatores causais, em: irritativas ou de contato, alérgicas, por trauma mecânico e infecção.

Estudo realizado por Santos *et. al.* (2007) confirma que esse tipo de complicação ocorre em razão de má adaptação da placa de resina à pele, e isso se deve principalmente à escolha inadequada do local de confecção do estoma na parede abdominal.

Nesse mesmo estudo, os autores revelam que, em cirurgias de urgência, é frequente confeccionar o estoma em local inadequado (aproximadamente 31% dos casos), denotando a importância do planejamento pré-operatório. Além disso, trata-se de um direito de todo estomizado, estabelecido pela Declaração Internacional dos Direitos dos Ostomizados, "ter um estoma benfeito, em local apropriado, que proporcione atendimento integral e conveniente para o conforto do paciente" (IOA, 1993).

Ao enfermeiro do centro cirúrgico compete fazer a visita pré-operatória, que visa minimizar a ansiedade e o medo do paciente, além de interagir com o enfermeiro da unidade de internação para troca de informações e dar continuidade à assistência (Cesaretti *et al.*, 2005).

Fase transoperatória

Na fase transoperatória, é importante o empenho da equipe cirúrgica para garantir a construção de um estoma adequado no local predeterminado e a adaptação do equipamento coletor, proporcionar segurança e evitar contaminação do sítio cirúrgico. Além disso, cabe à equipe de enfermagem prover todos os cuidados necessários para que o ato operatório transcorra com segurança.

Período pós-operatório imediato

No período pós-operatório imediato, deve-se inspecionar o estoma, o sítio cirúrgico abdominal, perineal, a drenagem do efluente e a estabilização do estado geral do paciente. Nas primeiras 24 horas após a cirurgia, pode haver intercorrências para as quais os profissionais de Saúde têm de estar preparados.

É aconselhável o uso de equipamento coletor transparente, que possibilite a médicos e enfermeiros a avaliação e o monitoramento do aspecto da mucosa do estoma, a qual deve se apresentar úmida, brilhante e com cor vermelha forte. Caso apresente edema, deve-se aguardar um tempo, pois geralmente ele se reduz gradualmente em algumas semanas.

Orientações para o autocuidado

As orientações para o autocuidado devem ser prestadas ao paciente o mais cedo possível, logo que ele esteja em condições de recebê-las. O envolvimento e a participação de familiares nos cuidados com o estoma visam minimizar o sofrimento, mas deve-se ter cautela para não criar uma situação de dependência e desinteresse do paciente em cuidar de si próprio.

Embora haja diferenças significativas, a maioria dos pacientes é capaz de assumir seu próprio cuidado após a cirurgia. Como qualquer outro tipo de aprendizagem, é preciso tempo para adquirir prática e habilidade.

Para o ensino do autocuidado, o enfermeiro deve utilizar material educativo, incluindo recursos audiovisuais, os quais constituem excelente apoio complementar na transmissão de conhecimentos. A primeira troca do equipamento coletor deve ser realizada pelo enfermeiro, sempre que possível, com a participação do paciente. Nessa oportunidade, é importante ensinar as ações de cuidado com higiene, esvaziamento e troca do sistema coletor, reforçar as características normais do estoma e sanar dúvidas.

Em nossa prática cotidiana, percebemos que a maior preocupação dos pacientes submetidos a esse tipo de cirurgia diz respeito a cuidados com o estoma, odor das fezes e opções de vestuário. Assim, é preciso tranquilizá-los, informando que para a estomia são fornecidos dispositivos e acessórios modernos e seguros, à prova de odor e pouco visíveis, que não interferem na imagem corporal.

É importante o reconhecimento do estoma regular, que deve apresentar as seguintes características: forma circular com uma protrusão entre 2,5cm a 3cm (Erwin-Toth, 2006), coloração vermelha e brilhante, conforme ilustra a Figura 9.1. O estoma bem confeccionado cirurgicamente facilita a adaptação do equipamento coletor.

Posteriormente, deve-se mensurar o estoma. Recomenda-se deixar uma margem de até 3mm maior que a base do estoma para fazer a abertura da bolsa, conforme ilustra a Figura 9.2. Esse procedimento deve ser repetido com frequência nas primeiras seis a oito semanas após a operação, período em quem ocorre a estabilização do tamanho do estoma (Cesaretti *et al.*, 2005).

O PAPEL DA ENFERMAGEM | 111

Figura 9.1 – Estoma com boas características.

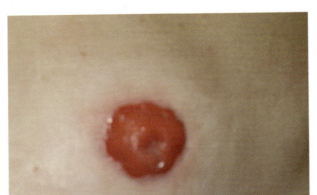

Fonte: Arquivo pessoal das autoras.

Figura 9.2 – Mensuração do estoma.

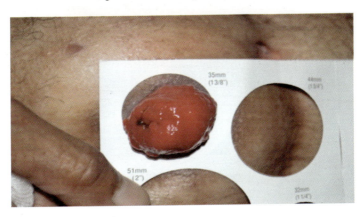

Fonte: Arquivo pessoal das autoras.

A seguir, de acordo com o tamanho do estoma, deve-se recortar a placa de resina, conforme ilustra a Figura 9.3. Importante: se a abertura é maior que o tamanho do estoma, a pele periestomal fica exposta a fezes eliminadas e pode provocar lesões. Do mesmo modo, se a abertura é menor que o tamanho do estoma, pode provocar lesões na mucosa da alça intestinal exteriorizada, com risco até de necrosá-la.

Figura 9.3 – Placa de resina para o sistema de duas peças.

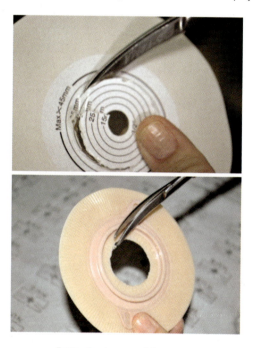

Fonte: Arquivo pessoal das autoras.

Antes de colocar a placa de resina, deve-se fazer o preparo e a limpeza da pele. Quem tem pelos na região periestoma deve, com cuidado, apará-los com tesoura – e nunca usar lâmina, para não causar lesão. A limpeza da pele periestomal deve ser feita com água morna e sabão, preferencialmente durante o banho. A pele deve estar limpa e seca para adesão perfeita da placa de resina.

Deve-se inspecionar a pele regularmente, a fim de evitar lesões e detectar precocemente o surgimento de irritações, e, quando necessário, estabelecer terapia. Preventivamente, utiliza-se um protetor de pele periestomal a cada troca do equipamento coletor. Vale evitar produtos que contenham substância oleosa, os quais dificultam a aderência do equipamento coletor.

É também importante utilizar protetor cutâneo. Para tanto, deve-se cuidadosamente secar a área ao redor do estoma e, em seguida, aplicar o protetor. Se há desníveis na pele, pode-se fazer o nivelamento da área com a pasta protetora cutânea, conforme ilustra a Figura 9.4.

Figura 9.4 – Uso de pasta para proteção da pele e nivelamento da área.

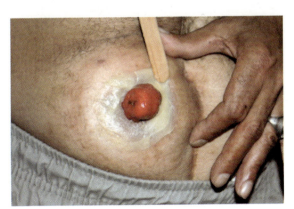

Fonte: Arquivo pessoal das autoras.

Depois, é importante observar a fixação completa da placa de resina, de forma a não deixar dobras ou rugas, conforme ilustra a Figura 9.5. Estudo realizado por Herlufsen *et al.* (2006) demonstrou que a frequência de transtornos da pele periestomal era de 45% entre pessoas com estoma definitivo. A experiência desses autores do estudo indica que o efluente da estomia entra em contato com a pele debaixo da placa adesiva e provoca erosão por causa da colocação incorreta do equipamento coletor. Isso demonstra que a falta de orientação traz prejuízo para o paciente.

Figura 9.5 – Colocação da placa de resina em um sistema de duas peças.

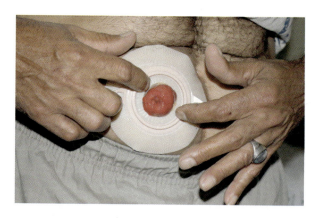

Fonte: Arquivo pessoal das autoras.

Tipos de equipamento coletor

Existem no mercado diversos tipos de equipamento coletor e acessórios. Segundo Santos, Paula e Cecoli (2008), nos dias atuais, a qualidade da bolsa coletora quase chega à perfeição, mas ainda são necessárias mais evidências científicas em relação a algumas de suas características. Em síntese, equipamento adequado ao estomizado é aquele que atende a suas necessidades individuais.

Veja a seguir os tipos de equipamento coletor disponíveis na atualidade.

Equipamento coletor de uma só peça (Figura 9.6) e equipamento coletor de duas peças (Figura 9.7), drenáveis, são indicados para todos os tipos de estomia intestinal, pois possibilitam esvaziar o conteúdo fecal pela abertura inferior. O esvaziamento deve ser realizado quando o conteúdo fecal atinge cerca de 1/3 da capacidade do coletor. A limpeza do coletor é feita colocando-se água pela abertura inferior. Esse procedimento pode ser repetido quantas vezes forem necessárias até a limpeza completa do coletor.

Figura 9.6 – Equipamento coletor de única peça.

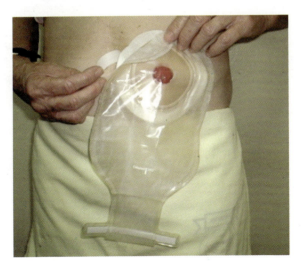

Fonte: Arquivo pessoal das autoras.

Vale assinalar que o equipamento coletor de uma só peça requer que todo o material seja retirado quando necessário, e o sistema de duas peças possibilita que se substitua apenas o saco, com a placa permanecendo durante um número variável de dias.

No equipamento de duas peças (Figura 9.7), o saco coletor pode ser retirado para limpeza com água corrente sem necessidade de remoção da placa de resina do abdome. A troca deve ser feita periodicamente quando há saturação da placa de resina e perda da aderência. Considerando o fator climático e características individuais, a durabilidade da placa é de cinco dias em média para os diversos modelos (Silva, 2004; Silva; Shimizu, 2006).

Figura 9.7 – Equipamento coletor de duas peças.

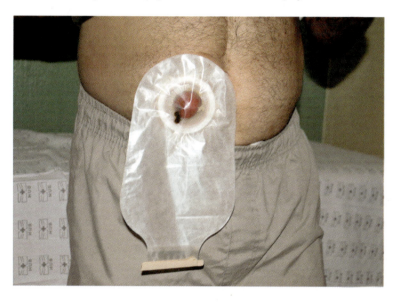

Fonte: Arquivo pessoal das autoras.

Há também o *equipamento coletor fechado*, de uma única peça (Figura 9.8), indicado para estomias à esquerda, em razão das características do bolo fecal nesse segmento intestinal (Cesaretti *et al.*, 2005). Nesse caso, as fezes eliminadas são de consistência firme, sólida, pouco frequentes, e requerem no máximo três trocas diárias. Nas estomias à direita, não se recomenda o uso do equipamento coletor fechado, visando à prevenção de lesões na pele periestomal, bem como em virtude do fator custo-benefício.

Figura 9.8 – Equipamento coletor fechado, de uma única peça.

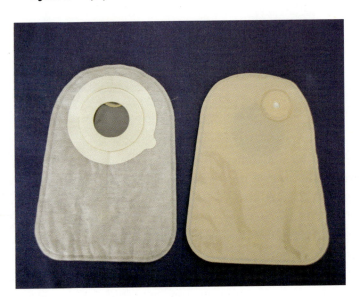

Fonte: Arquivo pessoal das autoras.

O *equipamento coletor convexo* (Figura 9.9) é indicado para situações especiais, como: estoma retraído ou localizado entre dobras de pele ou gordura, ou em superfície abdominal irregular (Cesaretti *et al.*, 2005). Segundo essas autoras, a pressão exercida pela convexidade da placa de resina na área periestomal aumenta o nível de protrusão do estoma e faz com que as fezes sejam eliminadas diretamente no coletor, sem entrarem em contato com a pele.

Figura 9.9 – Equipamento coletor de uma única peça com placa de resina convexa.

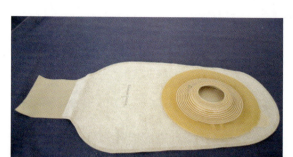

Fonte: Arquivo pessoal das autoras.

A seleção e a indicação adequada de equipamentos coletores, adjuvantes e protetores de pele visam à reabilitação e à melhoria da qualidade de vida do estomizado (Santos *et al.*, 2008). Por isso, deve-se observar o tipo de estomia, as características das fezes, a destreza manual, o estilo de vida e a preferência do estomizado.

O cinto elástico (Figura 9.10) é ajustável à circunferência abdominal. Contém em suas extremidades encaixes para adaptação às hastes do equipamento coletor, a fim de mantê-lo afixado e proporcionar maior segurança ao estomizado (Cesaretti *et al.*, 2005).

Figura 9.10 – Cinto elástico para apoiar a bolsa coletora.

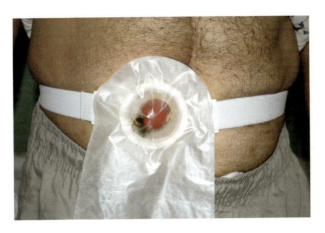

Fonte: Arquivo pessoal das autoras.

Vale enfatizar que, para alguns pacientes, pode ser indicada a irrigação da colostomia: uma alternativa que possibilita controlar as eliminações intestinais, facilitando, assim, sua reinserção nas atividades sociais com outros benefícios para a vida do estomizado (Maruyama *et al.*, 2009).

Esse é um método relativamente simples de controle de exoneração das fezes por meio da introdução de água potável em temperatura ambiente pelo estoma uma vez ao dia. Para aqueles com indicação médica desse método, é fundamental o enfermeiro orientar o treinamento, visando à prática de acordo com o protocolo.

A água para irrigação do estoma deve estar em temperatura próxima à do organismo, para não provocar cólicas, e o volume deve ser de acordo com o peso e as condições do paciente. Em estudo de revisão da literatura, Cesaretti *et al.* (2008) observaram que, na prática clínica, o volume médio de água é de 1.000ml, e o tempo de duração para a realização do procedimento varia de 20 a 90 minutos. Esse tempo cobre desde a instilação da água até o esvaziamento completo do intestino. Pela experiência dessas autoras, o tempo médio é de 45 minutos.

Em resumo, é imprescindível que, no momento da alta hospitalar, o estomizado tenha um mínimo de habilidade para o autocuidado. Ele também deve receber o material específico, em quantidade suficiente, até poder adquiri-lo. Mais: deve ser informado sobre os recursos existentes na comunidade e ser encaminhado ao Serviço de Enfermagem Ambulatorial mais próximo de sua residência.

A consulta de enfermagem deve ser valorizada como estratégia para o processo de reabilitação. Segundo Cesaretti *et al.* (2005), o ideal é que o paciente retorne ao ambulatório, para a primeira consulta, 15 dias após a alta. Esse seria, em tese, o tempo necessário para convivência com o estoma e com os familiares, a fim de ele verificar, para depois relatar, possíveis dificuldades vivenciadas.

Os profissionais de Saúde devem incentivar os pacientes a frequentar reuniões da Associação dos Ostomizados de sua região para terem contato com seus pares em fase mais avançada de convívio com a estomia. Devem também informar os estomizados sobre a existência da irrigação da colostomia e do sistema oclusor como métodos alternativos de controle da exoneração fecal. Além disso, devem adotar medidas para viabilizar a construção de um plano assistencial que integre as várias especialidades, de modo a contemplar o atendimento ao estomizado em toda sua complexidade.

Peduzzi (2007) expressa que, na promoção do cuidado e da integralidade, é importante haver comunicação e interação entre os profissionais de Saúde, o que favorece a articulação das ações e a construção de um projeto comum de toda a equipe. O que propomos aqui é que haja investimento em mudanças nas práticas de saúde para promover um trabalho de integração das equipes de maneira a preservar as diferenças técnicas, as competências e os saberes especializados. Desse modo, possibilita-se a assistência integralizada a todos os envolvidos nesse processo, em especial os estomizados e seus familiares.

Em síntese, pessoas com estomia podem viver bem desde que tenham sido adequadamente preparadas para essa situação, o que envolve programação e treinamento com instruções detalhadas para uso e manutenção dos equipamentos necessários. Para facilitar a readaptação física e psicológica desses pacientes especiais – que tiveram de sofrer uma cirurgia mutiladora – compete a todos os membros da equipe de Saúde prestar cuidados abrangentes e individualizados.

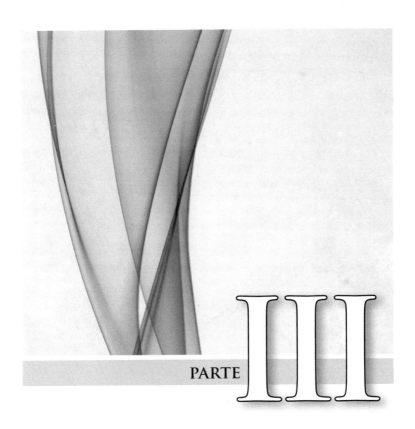

Histórias de Vida

Histórias de vida

Esta terceira e última parte do livro apresenta depoimentos que constituem histórias de vida de estomizados e ilustram a proposta deste trabalho. Cada depoimento – revelador de uma complexidade de sentimentos – é precedido de um extrato ("Tom vital") que sintetiza o conteúdo da respectiva fala.

Depoimento 1 – REGINA

Tom vital: "Sou estomizada, contudo, vale a pena viver! A vida é maravilhosa, pertence a Deus. Deus foi generoso comigo, me fez estomizada numa fase em que eu já havia feito tudo a que tinha direito."

O relato na íntegra:

Ser estomizada significa vivenciar uma situação muito delicada para a mulher e, mais ainda, para o homem. Mas me sinto feliz por ter ficado estomizada numa fase da minha vida em que já vivenciei tudo, até o sexo. Tive uma infância em que brinquei bastante, subi em árvore, e uma adolescência bem vivida. Fiz muitos passeios. Sou realizada como profissional, mulher, esposa, amante e mãe. Sou uma pessoa completa. Tudo na vida é importante para o enfrentamento depois. Eu tive preparo. A vida me preparou para uma estomia. Sou estomizada agora, depois de me casar, de ter experiência sexual, de uma filha, e de me ter realizado como profissional.

Sou aposentada porque trabalhei durante trinta anos. Aposentei-me e depois de um mês descobri o câncer. Então, fico pensando: meu Deus, é natural que a pessoa se revolte porque sabe-se lá como foi a vida dela. A minha vida não foi fácil. Tudo o que consegui foi com muita luta, nada caiu do céu. Passei muita dificuldade com meu marido, que era alcoólatra. Chegou um momento em que me desesperei, chorei muito e pedi orientação para Deus. Isso foi em novembro. No final de janeiro, ele faleceu. Cuidei dele até o último suspiro, mas eu não vivia. Tinha tudo, casa com piscina de água corrente, mas não vivia. Hoje sou rica, mas de felicidade.

Minha família me encorajou muito, por isso tenho força para enfrentar as dificuldades. Acho que a família ajuda muito a gente a ter forças para enfrentar adversidades. A religião vem em primeiro lugar, depois a gente pensa na família. Eles me apoiaram muito, ficaram curiosos quando falei que ia usar a bolsinha. Assim que tive alta do hospital, expliquei e me ofereci para mostrar aos sobrinhos, e disse como fiquei usando a bolsa. Falei sobre o preconceito que muitas pessoas têm e que eles não deveriam ter. Alertei que, quando vissem uma pessoa com bolsa, deveriam respeitá-la, pois a pessoa fica muito fragilizada. Meu pai nunca perguntou nada, não gostava de ver. Falou que estava sempre rezando por mim.

Nunca imaginei o que era ser um estomizado. Minha formação foi muito rígida. Casei virgem, aos 31 anos. A vida de estomizada para mim foi um choque, como deve ser pra todo mundo. Depois que o médico falou que eu precisaria realizar uma cirurgia urgente, pois no prazo de 15 dias eu perderia as funções intestinais, minha cabeça deu um nó. Questionei como era isso. Ele falou que eu teria uma vida normal. Eu não entendia, pois pensava: como vai ser normal se eu não terei mais o ânus?!

A primeira coisa que vem à cabeça é questionar: meu Deus, por que eu? A gente fica assustada. Para mim foi um choque muito grande quando o médico disse que eu perderia as funções intestinais em 15 dias. Ele falou assim, sem rodeios: vai perder as funções intestinais.

Depois da cirurgia, a primeira coisa que o estomizado faz é se certificar de que tem mesmo o problema ou se aquilo foi um sonho. Então, passei a mão e senti: meu Deus, sou uma estomizada. Até então, essa palavra era desconhecida. Parece que eu nunca tinha ouvido falar dela. Como é a vida de um estomizado?

No hospital estava com fome, mas não podia comer nada. No terceiro dia veio um caldo. Comi com tanto gosto aquela comida! Meu Deus, como é bom a gente poder comer. Sempre comentei com minha mãe: o pior era não ter o que comer ou não poder comer. Quando fiquei estomizada e passei por aquela situação, entendi como é horrível não poder comer. A

HISTÓRIAS DE VIDA | 129

falta de alimento hoje, amanhã, é ruim, mas depois vai ter o alimento. Agora, ter o alimento e não poder comer é muito triste. A partir daí comecei a dar valor a tudo.

Quando o médico disse que eu seria estomizada, falei: "Senhor, seja o que o Senhor quiser, porque a vida toda eu tive tudo... Agora eu não sei o que é ser estomizada, mas estou em vossas mãos." Aos poucos, Deus foi me mostrando o que é ser estomizada.

Eu tinha base para enfrentar a situação, entretanto, não sabia nem por onde começar. Mas localizei aqui em Brasília a Associação dos Ostomizados e me envolvi logo na causa dos estomizados, a fim de fazermos valer nossos direitos. Quando me vi nesta situação, decidi trabalhar pelo estomizado. Preciso fazer alguma coisa pelo estomizado, pois fui muito feliz. Agora preciso trabalhar para ajudar as pessoas, pelo menos favorecer os estomizados para que tenham qualidade de vida. Eles têm de entender que o mundo não acabou...

Tenho uma preocupação: não penso em ter outro companheiro. O que tinha de acontecer na minha vida já aconteceu. Agora tenho de me dedicar a alguém, a uma causa. Penso que essa causa tem de ser a estomia. Então, me dedico tanto a ela que esqueço que sou mulher, que as pessoas me paqueram. Percebo que outros me paqueram, mas não os vejo, não tenho interesse.

O médico me alertou sobre a necessidade de fazer uma cirurgia plástica para correção na genitália, caso venha a ter uma vida sexual ativa. Tenho de pensar nisso, mas não me preocupar. Se alguma pessoa se interessar por mim, vou logo falando, no primeiro dia, que sou estomizada, que meu ânus é na barriga. Se a pessoa se interessar mesmo e disser que gostaria de ver, então mostro. Já mostrei para as psicólogas do hospital. Faziam um trabalho e pediram minha participação. Quando viram, ficaram admiradas: nunca tinham visto. E olha que sou uma pessoa privilegiada por Deus, pois não uso a bolsa; acho isso uma bênção. O equipamento coletor é pior, porque incomoda e prejudica a estética. Quando tomo banho e olho, acho esquisito. Mas no meu caso fica somente uma abertura na barriga com uma proteção. Agora, e no equipamento coletor?

Gostaria que todo estomizado tivesse a qualidade de vida que tenho. Tenho uma família que me apoiou muito. Não penso em um parceiro. Queria um companheiro para passear, ir à piscina, ir ao teatro, pois se eu for sozinha fico com receio de voltar tarde para casa. Almoço sozinha, vou a festas sozinha. Um companheiro seria para ir ao teatro, não para dormir na minha cama. Acho que minha libido está embutida.

Outro dia um rapaz perguntou sobre minha vida sexual. Respondi que era ótima, porque não tenho marido, ele morreu. Pode até acontecer de vir a conhecer outra pessoa, mas acho difícil... Não penso em arrumar um parceiro.

É claro que o importante mesmo é o ajuste do estomizado na vida, na sociedade. Temos de fazer essa parte educativa, informar à sociedade o que é uma estomia. A maioria das pessoas não sabe. Falta muita informação e isso tem influência no comportamento das pessoas. É muito importante que todos saibam. Falta muito diálogo e informação, até mesmo nas escolas.

Sou estomizada, contudo, vale a pena viver! A vida é maravilhosa, pertence a Deus. Todos nós temos uma missão. Acho que a minha é trabalhar com os estomizados. Deus foi generoso comigo, me fez estomizada numa fase em que eu já havia feito tudo a que tinha direito. Brinquei, fui à escola e me diverti quando não era estomizada. E também agora não tenho ninguém para cuidar. Meus pais já faleceram e meu marido também.

Quando vejo uma criança estomizada, um bebezinho que nasce estomizado e não teve tempo de realizar nada, penso muito como ele vai para a escola com aquele equipamentozinho coletor, as criancinhas todas perguntando quando ele entra no banheirinho. É uma coisa tão triste, uma mudança muito radical. E quem tem marido, então? Acho que é pior, pois até que ponto o marido entende? E a mulher, até que ponto ela entende? Mudou a personalidade do marido com a estomia? Pode mudar. E o físico mudou? A gente sabe que muda. O homem fica impotente, está nas pesquisas. A mulher perde a libido por mais ou menos dois anos.

Outro dia pensei: será que minha libido está despertando? Porque já estou olhando os homens com outros olhos. E penso: será que ele vai entender quando eu disser que tenho um estoma? Será que vai ficar chateado por eu ter ousado olhar para ele nesta situação? Mas não tenho problema com isso. O que eu tinha de vivenciar mesmo, de aprender, já aprendi. Agora, tudo o que vier é lucro. Principalmente na parte sexual.

Não sei qual é o plano de Deus pra mim. Pelo menos, uma coisa já entendi, que é ajudar o estomizado. Espero que no futuro as pessoas estomizadas sejam felizes! Mesmo sendo estomizadas. Porque ser estomizada é muito triste.

Sou uma pessoa privilegiada porque nem me sinto estomizada, já que não uso o equipamento coletor. Então, acho que não sou estomizada. Ninguém pode me tomar como modelo; não me considero estomizada. Minha situação é muito diferente da dos outros. Mas acho que a vida de estomizado é muito infeliz. Porque conviver com um saquinho de dejetos é muito triste. Quando se está na rua, tem de fazer o quê? Uma alimentação adequada pra evitar tanto desconforto. Só de falar que vai trocar o equipamento coletor, as pessoas ficam atentas! É uma situação tão constrangedora... Quando abuso na minha alimentação e tenho diarreia, uso o equipamento coletor. Então, fico arrependida. Fico pensando que o estomizado que faz uma alimentação adequada tem uma vida melhor, não evacua tanto. Mas acho que nem 50% dos estomizados têm alimentação adequada.

Penso que Deus deve ter um plano para cada ser humano. Acho que a pessoa é estomizada para repensar a vida. Por tanta coisa que passei, precisava parar para pensar mais em Deus, agradecer, fazer um trabalho religioso, pois não estava fazendo nada. Fazia muito para minha realização pessoal e profissional. Fico refletindo sobre minha vida agitada, meu câncer, meu estresse emocional, porque na minha família não tem nenhuma pessoa com estomia nem com câncer. Eu fui a primeira. Posso ser o primeiro caso das futuras gerações. O diagnóstico foi estresse emocional e má alimentação.

Por isso, todos os meus familiares devem fazer o exame de colonoscopia. Eles morrem de medo de fazer, principalmente os homens, por causa do desconforto. Todos têm problema de intestino preso por causa da alimentação. Acho que Deus tem um plano para cada um. Então, esta estomia foi para eu pensar e fazer o que Ele mandou: amar o próximo, cuidando de um estomizado.

Tem a pastoral da igreja, que é um trabalho para Cristo, mas eu não me encaixava lá. Gosto de cantar, mas nem no coral eu quis permanecer; ficava nervosa dentro da igreja. Agora, o trabalho com os estomizados me realiza. Tenho um compromisso com a Associação. É um local onde podemos conversar e confidenciar. Pode-se confiar naquelas pessoas, pois elas passam pela mesma situação que eu passo, mesmo sendo um homem ou um mocinho. Então, acho que é por aí que eu tenho de seguir. No que eu puder ajudar, estamos aqui.

Depoimento 2 – FRANCISCA

Tom vital: "Mas eu sou feliz por ter escapado. Apesar desse equipamento coletor, estou cantando vitória."

O relato na íntegra:

Minha infância foi boa, maravilhosa. Meu pai era muito bom. Éramos sete irmãos e eu, a única mulher. Trabalhei muito. Morava na fazenda. Aos 12 anos, namorei um rapaz que "me fez mal" e foi embora. Meu pai o processou. Depois casei com um rapaz muito pobre, que acabou com tudo o que eu tinha e foi embora. Fiquei dentro de casa com minha filhinha, trabalhei e vivi para ela estudar. Logo meu pai morreu. Minha vida foi sofrida. Eu me envolvi com outro rapaz e tive um filho dele, que é o meu mais novo, agora com 18 anos.

Quando descobri que estava com problema no intestino, morava em uma fazenda perto de Fortaleza, no Ceará. Notei que minhas fezes estavam secas, eu evacuava sangue. Fiquei nervosa. Pensava que eram hemorroidas. Sentia dor, corria para o hospital e tomava analgésico. Internei-me duas vezes e não resolveu nada. Ninguém me falava nada. Então liguei para minha filha que mora aqui em Brasília e, com muita dificuldade financeira, vim para cá. Fui para um hospital público e comecei a fazer radioterapia. Só Deus sabe como eu ficava. Não tinha fé que escaparia. No final, fui para casa. Quando voltei, a médica chamou o oncologista e o proctologista, que vieram falar comigo com um monte de papel na mão. Fiquei louca e chorava. Ele disse para eu não me alterar e que faria uma operação na sexta-feira. Fui embora desesperada, gritando. Quando retornei, fiz vários exames e fui muito bem atendida. Fizeram biópsia, eu senti muita dor.

O médico, com o maior carinho, explicou que eu ia ficar com uma bolsinha. Disse para eu não chorar, que era para a minha saúde. Ele falou comigo com a maior delicadeza. Explicou que eu seria operada e que a cirurgia era muito grande. No dia 26 de novembro, me lembro como se fosse hoje, às 7h, foram me buscar, e a cirurgia terminou às 14h. Fui muito bem tratada. Só tive medo de um outro médico que fez curativo duas vezes na frente de todo mundo. Mandou eu erguer minha perna, eu gritava de dor e ele dizia que eu estava dengosa. Contei ao coloproctologista e ele me esclareceu que, para fazer o curativo, era preciso tomar uma anestesia, para não desmaiar de dor. Fiquei debilitada, pesando 40kg, mas hoje, graças a Deus, estou aqui contando a história. Agora não sinto nada. Trabalho em casa e fora. Sou muito feliz. No começo, chorava. Pensei que não daria conta de lidar com a bolsa. A enfermeira me orientou, e minha filha cuidou bem de mim.

Com o tempo fui me acostumando. Às vezes ainda fico nervosa quando vou trocar a bolsa, mas sou feliz por ter escapado. Apesar desta bolsa, estou cantando vitória. Faz anos que frequento as reuniões da Associação de Ostomizados. É a coisa mais difícil eu perder uma reunião, porque é importante para nós mesmos, que somos operados. Lá recebemos orientações da enfermeira e dos estudantes. Estou feliz, graças a Deus. Minha filha conseguiu aposentadoria para mim, e essa aposentadoria me serve muito, graças a Deus. Ela arrumou também minha carteira de ônibus de passe livre. Agora estou tentando ir ao Ceará.

Convivo bem com a estomia. Sou tranquila. Não vou a festas porque sou evangélica. Vou à igreja. Não tenho nenhuma atividade de lazer. Não por preconceito, é porque o dinheiro é difícil. Ir só para ver e não participar de nada, não comprar nada, não adianta. Não vou deixar de ajudar meu marido no pão de cada dia, deixar de comer, deixar de pagar o que devemos. Isso não agrada a Deus.

Sou feliz. Como de tudo, não sinto nada. Graças ao meu bom Deus e aos médicos deste hospital. Quando os servidores estiveram em greve, disseram que o hospital ia fechar. Chorei todos os dias e pensava que ele não podia fechar. O hospital é a valência nossa, de todos os estados.

Minha família toda me amparou. Meu marido nunca quis saber de que jeito fiquei. Meu filho também não quis ver. Ninguém quis olhar. Só um irmão sabe. Não mostro para ninguém. Só minha filha, meu filho, meu marido e meu irmão sabem. Tem um irmão a quem eu nunca contei porque ele é muito linguarudo. Pensa que essa doença pega...

Meu marido não mudou nada. Ele é a mesma coisa. Diz que o importante é que eu esteja com saúde. Só fala isso, nunca olhou. Eu é que sou enjoada. Na igreja ninguém sabe, falo que operei de um caroço e pronto. Fico perto de outras pessoas e nem me lembro. Visto minhas roupas. Deixei de usar calça comprida porque sou evangélica.

Para o futuro, só quero que Deus me dê muita saúde. Mais saúde, mais vida e paz dentro da minha casa. Se tiver isso, estou rica. Primeiro, a saúde. De que adianta ter carro do ano, apartamento, muito dinheiro no banco e estar numa cadeira de rodas, num colchão d'água? Nossa riqueza é saúde e paz. Para mim é. Sou feliz, graças a Deus.

Depoimento 3 – LUÍS

Tom vital: "Usar o equipamento coletor, para muita gente que, como eu, não sabia o que era isso, é muito difícil. Há mais de dois anos venho usando. Tento ser independente: coloco e lavo o meu equipamento coletor. E assim vou levando a vida."

O relato na íntegra:

Sou de Parnaíba, no Piauí, e vim para Brasília muito novo. Passei minha infância e adolescência trabalhando. Comecei muito cedo e fiquei até sem estudar. Sempre fui sadio, sem problema, nunca senti nada. Descobri que estava com problema no intestino quando saiu sangue no lugar de fezes. Corri para o hospital. No dia seguinte, já estava operado. Foi a primeira cirurgia que fiz.

Na segunda cirurgia, o médico me falou que eu poderia ficar com uma estomia. Quando estava na UTI, passei a mão, descendo na barriga e senti que tinha alguma coisa. Era o que eu estava pensando e o que o médico tinha falado. Ele havia retirado um tumor de 12cm que comprometia grande parte do meu intestino.

O médico me explicou sobre o uso da bolsa, mas não entendi porque eu não sabia o que era bolsa, nunca tinha ouvido falar sobre bolsa coletora. Por isso, quando passei a mão na barriga, achei que ali tinha alguma coisa diferente: era um curativo. Perguntei ao meu filho, e ele também não quis me falar, acho que era para não me deixar nervoso. Tudo porque eu estava na UTI. Mas era o local da bolsa. Quando fui para o quarto, colocaram um equipamento coletor em mim. Fiquei nervoso, com os dedos tremendo. Não saía a voz, nem para falar nem para perguntar nada. A gente pensa em tudo o que é ruim. No segundo dia fui acalmando e voltei ao normal. Veio então uma fase melhor.

Após a estomia, minha vida mudou em alguns aspectos. Por exemplo, se eu estiver na rua na hora do almoço, fico sem almoçar. Se o restaurante estiver muito cheio, não entro, porque, às vezes, podem sair alguns gases da minha bolsa. A pessoa que está ao lado não vai entender. Fico preocupado em passar vergonha do lado de uma pessoa que não me conhece, que não sabe que uso bolsa e pensa que sou uma pessoa normal. Muitas vezes, fico sem entrar no restaurante e, quando chego numa lanchonete, pego um refrigerante e me afasto das pessoas. Faço tudo para evitar a aproximação porque, às vezes, minha bolsa faz algum barulho, saem gases... Prefiro ficar afastado, me sinto melhor. Quando a gente come uma batatinha, um peixe ou outra comida, os gases aumentam e fazem barulho, e aí a gente fica procurando um lugar reservado, onde, pelo menos, eu fico mais tranquilo.

Fora isso, faço de tudo. Vou para os lugares, viajo, dirijo normalmente. Mas tenho minhas horas reservadas para não ficar perto dos outros. Até já sinto e controlo. Na hora em que sinto que as fezes vão sair, me afasto. Nunca gostei de ficar em grupo, sempre fui mais reservado. Mesmo no trabalho eu ficava afastado, cuidava de meu serviço dentro do horário. As minhas conversas com as pessoas sempre foram poucas.

A preocupação da minha esposa e dos meus filhos para comigo é muito grande. A esposa acorda à noite, se levanta e pergunta como estou, como está a bolsa, se tem fezes. Nunca disse "não" para mim. Isso é muito difícil porque, para andar e dormir com quem usa equipamento coletor, a pessoa tem de estar muito preparada, senão é difícil de suportar. Acho que hoje muita gente não quer nem ajudar um velhinho a atravessar uma pista. Sente vergonha de ajudar a pessoa num sinal, qualquer coisa assim. Com a minha família, meus filhos e minha mulher, dentro de casa, não mudou nada entre nós quatro. Até aumentou mais a preocupação comigo. Melhorou nossa união.

Sou católico, vou à missa todo domingo com meu filho, minha esposa, minha filha e meu neto. Na igreja, sempre fico perto da porta de saída, mas ouço tudo o que o padre fala.

Faço minhas caminhadas e, às vezes, nos fins de semana, saio de Brasília com minha esposa. Vamos visitar alguns amigos que moram em Unaí e lá fico mais à vontade, porque as pessoas já sabem do meu caso, e nossa amizade é de muito tempo. É mais difícil ficar perto de alguém que não conheço. Por exemplo, se estou lá para um almoço e chegam pessoas estranhas, me afasto. Mas as pessoas da casa e minha esposa já sabem, então não interferem. Sento um pouco mais distante e fico tranquilo.

Poucas pessoas sabem que sou estomizado; mais de 80% da minha família não sabe. Só minha esposa, meus filhos e uns três irmãos. Meus tios, nenhum deles sabe. Acham que sou uma pessoa normal. Que vou ao banheiro e me sento no vaso direitinho.

Minha vida sexual, logo após a estomia, mudou. Depois, com o apoio da minha esposa, melhorou um pouco. Tive de lançar mão de alternativas para sentir um pouco de prazer. Nesse caso, se não tiver o apoio da esposa, o estomizado não vai conseguir nada. E a cabeça tem de estar preparada também. Estar mais controlado, calmo e sentir a presença da companheira. Mudou, mas não ficou tão ruim, não.

Já passei pela situação de estar em algum lugar e sentir que algumas pessoas se afastavam de mim. Teve até um parente meu que ouvi dizer: "mas que barulho é esse?" Talvez por desconhecer o caso, agiram assim. Aí me afastei e fui embora. Depois de algum tempo, ele me perguntou o que estava acontecendo. Ficou curioso. No primeiro momento, pensei que eu ficaria irritado, mas logo pude explicar tudo, detalhando como eu fazia para colocar a bolsa, limpar e que não podia ficar em qualquer lugar. Então, só esse primo sabe, os outros não. Estes sabem que operei várias vezes para remoção de um câncer, mas não que uso equipamento coletor.

Às vezes falo para minha esposa sobre nosso futuro e fico pensando que, se Deus permitir e eu tiver vida longa, quem irá limpar e trocar meu equipamento coletor? Porque os filhos não vão ficar a vida toda com a gente. Eles vão se casar e terão a casa deles.

Peço a Deus que me ajude, como sempre tem ajudado. A gente é que não sabe agradecer, só quer receber. Mas quero estar preparado, porque, para chegar a uma idade avançada usando o equipamento coletor, tem de ter muita fé para as coisas darem certo, senão fica muito difícil viver.

Usar o equipamento coletor, para muita gente que, como eu, não sabia nem o que era isso, é muito difícil. Porque eu não sabia, nunca tinha ouvido falar que existia. Há cinco anos eu estava com 46 quando comecei o tratamento. Há mais de dois venho usando o equipamento. Tento ser independente: coloco e lavo meu equipamento coletor. Assim vou levando a vida.

Gosto de estar me movimentando e de me manter ocupado. Assim até esqueço que o equipamento está colado em mim. Muitas vezes fico pensando por que estou com este coletor, que poderia estar sem ele. Mas logo volto atrás e penso que, se é para estar com o equipamento coletor, então tenho de enfrentar o dia e a noite com ele.

No mais, está tudo bem, graças a Deus. Meu tratamento tem dado certo. Tenho encontrado bons amigos. As enfermeiras e os médicos sempre me tratam bem. Isso me deixa feliz porque, se estou com o equipamento coletor e sinto que as pessoas me tratam bem, é muito bom.

O que eu disse aqui eu nunca tinha comentado com ninguém. Principalmente sobre a parte sexual, porque nesses assuntos a gente fica mais reservado. Mas como é para esta entrevista, estou fazendo de boa vontade e achei normal. Obrigado.

Depoimento 4 – ADVAR

Tom vital: "Estou estagnado, fico em casa tentando me adaptar, buscando uma solução, para que mais tarde eu venha a ter uma vida normal, tranquila."

O relato na íntegra:

Sou da cidade de Porteirinha, interior de Minas Gerais. Fui um menino normal, como outro qualquer. De família pobre, poucos recursos, mas tínhamos moradia própria, levávamos uma vida de interior bastante tranquila, sem problema nenhum. Comecei a estudar, mas tive de trabalhar para ajudar meus pais. Éramos 12 irmãos. Sou o segundo mais velho, então, tinha responsabilidade maior em angariar recursos para o sustento da família. Era um jovem de vida normal, que queria vencer na vida. Só passeava nos fins de semana para ir à igreja e ver os amigos. O pouco estudo que tive, eu aproveitei bastante.

Aos 15 anos comecei a trabalhar numa farmácia e, de lá para cá, não tive mais folga. Comecei a namorar cedo. Casei logo com a mulher com quem vivo até hoje. É a pessoa da minha vida, que me apoia em tudo.

Descobri que estava com problema no intestino quando tive um sangramento no reto. Trabalhava aqui em Brasília como cobrador de ônibus. Trabalhei durante 14 anos. Acho que ficar sentado naquelas poltronas quentes o dia todo contribuiu para o surgimento desse problema. Inicialmente, pensei que fossem hemorroidas, e tomei leite de magnésia e outros remédios caseiros, mas sem sucesso. Seis meses depois, com a perda de sangue, procurei assistência médica num hospital público do Distrito Federal. Mas, como os servidores estavam em greve, fui encaminhado para o Hospital Militar, onde fui muito bem tratado por profissionais competentes.

Explicaram-me, em parte, sobre a necessidade da estomia. Não entendi muito bem, pois não tinha ideia do que era isso. Só depois da cirurgia é que realmente fiquei sabendo o que tinha acontecido comigo. Não culpo os médicos, porque estavam se esforçando em resolver meu problema. Eu poderia ter ficado sabendo antes da cirurgia, mas não, só depois da cirurgia é que fui informado que estava com um estoma definitivo.

Desse tempo para cá, tenho levado uma vida tranquila, pois tenho total apoio dos meus familiares e de pessoas à minha volta. Sempre fui alguém que não tinha boas palavras, mas procuro sempre me socializar, encontrar com as pessoas, conversar e aprender mais. Vou ao encontro dos outros, dos familiares e, principalmente, daqueles de quem gosto. Tenho apoio dos meus familiares, principalmente da minha esposa e dos meus dois filhos. Eles são a razão da minha vida. Tenho de agradecer muito a eles.

Em relação à atividade sexual, minhas funções sexuais praticamente acabaram, mas, graças a Deus, hoje temos livros, revistas e a televisão que ajudam a ultrapassar essas barreiras. Acredito que vivemos num mundo de muitas mentiras, mas há muitas verdades que podem ser aproveitadas nessa situação em que estou vivendo. Creio que é uma forma de ultrapassar as barreiras, é uma das maneiras de conviver com os que me rodeiam. É uma das formas mais corretas para meu relaciona-

HISTÓRIAS DE VIDA | **141**

mento com minha esposa, para ter um carinho mais tranquilo e uma vida normal. Essa é a minha meta.

Espero, se Deus quiser, que um dos muitos estudantes possa resolver o problema do estomizado. Sei que é um tema muito complexo, mas que seja resolvido o problema da atividade sexual do estomizado. Estou batalhando com o pessoal da Associação dos Ostomizados. Recebo os benefícios referentes ao material, apoio das enfermeiras, das estomaterapeutas, dos membros da Secretaria de Saúde. Estou tentando reorganizar minha vida.

Praticamente não tenho atividade de lazer, estou estagnado. Há uns seis meses comecei a fazer caminhada, mas tive um pequeno aumento de peso, umas gordurinhas a mais. Fico sem jeito, quero diminuir meu peso. Não sei se é por causa das roupas que a gente veste, ou da adaptação difícil, mas estou dando um tempo. Lazer mesmo, atualmente, não tenho nenhum. Só fico em casa tranquilo, sem me preocupar com essa vida. Estou sossegado, estou tentando me organizar para ver se resolvo essa situação.

Quanto à vestimenta, mudou um pouco. Minha mãe fez umas calças para eu usar até as coisas voltarem ao normal. Assim, ninguém nota a colostomia e a "urostomia" (estomia urinária). Deu um jeitinho, mas ainda fico receoso com a colostomia.

Depois que fiquei estomizado, tenho evitado bastante estar próximo de outras pessoas. Praticamente, só estou convivendo com meus familiares e o pessoal da Associação. Como disse anteriormente, estou estagnado, fico em casa tentando me adaptar, buscando uma solução, para que mais tarde eu venha a ter uma vida normal, tranquila. Creio que, daqui para frente, vou buscar mais, procurar mais. Ainda estou engatinhando. Estou começando a viver a vida como ela deve ser vivida. Então, comecei a engatinhar, e, se Deus quiser, vou chegar lá.

O futuro para mim são meus familiares, principalmente minha esposa, meu filho e minha filha. Quero dar total apoio para eles e ter uma vida normal. Tenho certeza de que, no meu caso, foi um câncer que tiveram dificuldades em diagnosticar aqui em Brasília, pois não existia nenhum laboratório que realizasse o exame específico. Tive de ir para Botucatu, no interior de São Paulo, e um médico especialista de lá foi quem descobriu o câncer. Só assim foi esclarecido o diagnóstico.

Hoje, graças a Deus, tenho uma pequena luz no fim do túnel, pois, caso ele retorne, existem recursos para diagnosticar logo.

Estou desse jeito, mas, se por acaso o câncer voltar, hoje tenho como me livrar dele. Graças a Deus, tenho feito um acompanhamento aqui no Hospital Universitário. Creio que meu futuro depende disso: estar bem com meus familiares e comigo mesmo e tocar a vida para a frente, levantar a cabeça e seja o que Deus quiser. Estou aqui na dependência de Deus.

Depois de 14 meses estomizado, fiz outra intervenção cirúrgica para adaptar uma prótese peniana. Ajudou bastante, resolveu de vez o fator psicológico da ereção e solucionou o meu problema. Hoje levo uma vida normal em relação ao sexo. Acredito que a pior deficiência do homem é a falta de informação. Dê valor a você e à vida!

Tenho muito a agradecer, principalmente ao pessoal da enfermagem, da Associação e da Secretaria de Saúde, que dão total apoio aos estomizados de Brasília. Quero trabalhar junto à Associação e ajudar quem vier. Deus queira que não tenham muitos estomizados, mas, se alguém tiver de passar por isso, que venha para a Associação. Estamos aqui de braços abertos para ajudar. Deixo aqui um agradecimento especial a todos aqueles que pediram a Deus pela minha recuperação.

Depoimento 5 – VALDEMAR

Tom vital: "Achei horrível quando minha família começou a se desmoronar. Morreu minha irmã, depois se

HISTÓRIAS DE VIDA 143

descobriu a doença do meu irmão, depois fui eu, minha sobrinha, meu sobrinho, e toda a família foi desabando, parecendo um prédio que estava sendo demolido."

O relato na íntegra:

Tenho pouco a falar sobre minha infância. Cresci na roça e trabalhei até os 18 anos. Nessa época, vim para Brasília. Continuei trabalhando até a década de 1990, quando descobri que estava doente, com pólipos. Foi difícil descobrir a doença. Eu havia perdido uma irmã, e foi por essa perda que os médicos descobriram que o problema era hereditário e que eu precisava ser operado. Era uma pequena cirurgia. Por teimosia, não quis fazer. Quatro anos depois, eu já não estava mais conseguindo dormir de tanta dor. Não tinha paz e sossego. Procurei o médico e consegui operar. Foi uma vitória. Mudou minha vida completamente.

Antes, eu não comia, não me divertia, não tinha prazer nem nada. Mal trabalhava. Era o jeito. Tinha de me manter. Então, depois disso me senti outra pessoa, fiquei normal. Antes, para sair, não podia comer nada e tinha de usar forro porque defecava em qualquer lugar sem sentir nada. Hoje em dia tenho garantia de que posso sair para onde queira. Tenho minhas atividades: trabalho, passeio e namoro normalmente. Faço tudo o que fazia antes de descobrir a doença, quando era sadio. Faço hoje melhor ainda, porque tenho mais confiança.

Antes de ser operado, eu havia perguntado aos médicos que estavam me acompanhando se eu ainda sentiria dor após a cirurgia. Disseram-me que não. Se eu resistisse à cirurgia não sentiria mais dor. Então pensei que ia morrer por causa do estado em que eu me encontrava. E a cirurgia era a solução. Pensei: já que vou fazer a operação, estarei anestesiado; se eu morrer, não vou sentir a morte e não sentirei mais dor. E foi isso que decidi. A partir de então tive outra vida. Sobrevivi a tudo e estou sobrevivendo. Não tenho mais problema com as fezes. Estou bem de saúde. Não tenho problema com essa doença. Paz, eu sei que não tenho, mas problema com a doença também não. Então, só tenho a agradecer a Deus. Estou curado. Faz nove anos que operei. Estou bem, não sinto nada. Nunca tive problema em relação à cirurgia. Foi uma vitória muito grande.

Convivo bem com a estomia, muito bem mesmo. Não tenho alergia com a bolsa, nunca tive. Cheguei a usar bolsa que eu mesmo fazia, de saquinho com esparadrapo, e nunca tive irritação na pele. No início, tive apoio dos meus familiares; atualmente, estamos um pouco desligados.

Quero dizer aos que precisam fazer essa operação que ela não é um bicho de sete cabeças. Tem de ter fé em Deus, porque todos dependem dEle. É Ele quem vai guiar nossos passos e quem nos dá a vida. O médico, guiado por Deus, vai desmontar a gente, como fui desmontado, igual a carro velho. Não botou peça nenhuma, só remendou as que estavam lá. Tirou as podres, jogou fora, e deixou as boas. E assim passei muitos anos bebendo cachaça sem ter qualquer problema. Faço os exames de rotina anualmente e não sinto nada. Como de tudo. Há alguns alimentos que soltam o intestino, mas isso não é problema. Na verdade, sou ileostomizado: o intestino fica mais solto, as fezes são líquidas. Na colostomia, as fezes são mais consistentes.

Meu trabalho é o maior lazer da minha vida. Amo o trabalho que faço. Já tive um que amava e amo ainda. Mas amo este outro que aprendi e ao qual me dedico atualmente, que é ir para o mato apanhar sementes. Fico em casa montando minhas peças. Vou ao shopping passear, me divirto, vou a chácaras tomar banho de cachoeira. É essa a minha rotina. Vou à casa de amigas passar o dia, almoçar e outras coisas mais. Considero-me normal, nunca me considerei anormal. Sou perfeito. Inclusive, quando ando de ônibus, se me perguntam o que tenho para usar carteirinha de passe livre, pergunto se querem ver. Tenho coragem de mostrar, como já mostrei para um policial que fez esse questionamento. Mostro porque não tenho vergonha, não sou traumatizado. Nunca tive vergonha nem de outros problemas. Eu era novo, tinha minha vida. Era outra vida, particular, mas isso não interessa a ninguém. Esse problema eu perdi. Deus me deu outros, mas também me deu muita sabedoria...

Convivo normalmente com a estomia, não tenho preconceito. Tento ajudar outras pessoas com qualquer doença. Não tenho medo nenhum de lidar com isso. Sempre acolho quem precisa em minha casa do jeito que posso. Fui doente, hoje em dia sou sadio. Esses outros que não têm cura, a gente tem de dar a mão; eles precisam de apoio. Muitas vezes eles não têm nem apoio da família. Eu tive da minha família, das minhas amigas e dos meus amigos, mas nem todos têm.

Minha vida sexual é normal. Namoro, passeio e me divirto como todo mundo. Sinto-me normal, isso não mudou nada. Tudo o que eu fazia antes, hoje em dia, faço muito mais. Antes me sentia preso porque não podia consumir certos alimentos. Tinha de usar forro para não sujar. Por onde eu andava tinha de haver um banheiro perto, acessível, à vista, em locais já conhecidos, que eu encontrasse rapidamente. Hoje em dia, ando para onde quiser. Mudou para melhor.

Espero, no futuro, namorar muito, viver muitos anos e poder vir para a reunião da Associação. Quando houver alguém com dúvida, como já houve, quero aconselhar, orientar, ajudar, para que faça rapidamente essa cirurgia. Ela só mata se a pessoa não tratar do problema. É preciso força de vontade e fazer a cirurgia. Já aconselhei muitas pessoas, já trouxe gente doente da rua para fazer tratamento aqui. O médico até me proibiu, disse que sem hora marcada não trouxesse mais.

Vou levando a vida normalmente. Não ando mais assustado, preocupado em sujar a roupa. Quando operei, era mais difícil, mas atualmente acho que há mais recursos. Não sabia o que era um proctologista, nem que existia. Hoje tudo é mais claro, todo mundo sabe. A televisão ensina tudo, e os hospitais, também. Antes eu não sabia dessa doença. Não sabia que existia câncer intestinal, polipose, essas doenças. Pensava que a única doença que acometia o ânus eram hemorroidas.

Achei horrível quando minha família começou a se desmoronar. Morreu minha irmã, depois se descobriu a doença do meu irmão, depois fui eu, minha sobrinha, meu sobrinho, e toda a família foi desabando, parecendo um prédio que estava sendo demolido. Mas graças a Deus não chegou a desabar tudo, porque cuidamos em tempo. Pelo menos eu, e o restante que ficou, tivemos uma junta médica muito boa e o hospital, que também ajudou. O Hospital Universitário foi muito bom. Peço muito a Deus que os governos deem o apoio necessário para os trabalhos poderem prosseguir. Quanto à doença na minha família, ficou todo mundo em pânico, mas eles tinham de se acostumar porque os sobrinhos também tinham a doença. Até hoje tenho sobrinho que não aceita fazer o exame porque diz que não tem a doença e que, se tiver, não quer saber, acha que é melhor ficar sem tomar conhecimento. Mandar na vida dos outros a gente não pode, tem de aceitar. Quero dizer que eles têm de querer o tratamento, ter força de vontade.

Hoje em dia não há dor que me atrapalhe. Então, digo que fiquei mais normal que antes, pois sentia dor e agora não sinto. Fiquei perfeito, não sou um deficiente.

O que tenho a dizer é pedir a quem tiver seus problemas de saúde que cuide, porque cuidando, e com fé em Deus, tem cura. Só quando a morte chega é que não tem cura, porque é determinada por Deus. Ele deixou as doenças, mas também deixou a cura. E isso depende de nós confiarmos nos médicos que cuidam da gente, que são o principal instrumento de Deus. Sem Deus, eles não são nada.

Então, temos de agradecer muito, primeiramente a Deus, depois aos médicos e enfermeiros que cuidam da gente a maior parte do tempo. Estão ali durante o dia e à noite. Por isso, a cada dia e a cada hora da nossa vida, temos de agradecer e pedir a Deus que os abençoe e os ilumine cada vez mais, e dê a eles um coração cheio de bondade, para que possam ser mais felizes para cuidar da gente com alegria e prazer.

Depoimento 6 – NOÊMIA

Tom vital: "Fiz uma análise da minha vida e percebi que estava colocando o estoma na minha frente, e eu estava sempre atrás. Então decidi reverter essa situação: estoma, você vai para trás, porque agora quem vai ficar na frente sou eu!"

O relato na íntegra:

Minha infância foi ótima, apesar de ter nascido numa família bem humilde. Nasci numa fazenda e morei lá até os 5 anos. Depois me mudei para uma cidadezinha na Bahia, onde passei metade da minha adolescência, que também foi maravilhosa. Morava perto do rio São Francisco, passava o dia inteirinho dentro do rio. Eu me diverti muito, namorei muito, fiz tudo que tive direito. Meu pai parecia cigano, e mudei para uma cidade um pouco maior. Lá terminei meu curso de magistério. Estava com 19 anos quando vim morar em Brasília, onde comecei a trabalhar e estudar. Não sabia que tinha problema intestinal.

Sempre fui muito cuidadosa com minha saúde, me preocupava muito, mas sempre tive o intestino preso. Não imaginei que isso viesse trazer essas consequências. Em 2002, comecei a sentir dores no ânus. Achei que fossem hemorroidas. Procurei três médicos. Como sentia dor na hora do exame, eles não me examinavam. Passavam remedinho para hemorroidas e me mandavam para casa.

Havia oito meses que eu estava sentindo dor. Trabalhava em pé, às vezes ia para uma salinha em frente à minha, colocava duas cadeiras e deitava, mas não ficava lá muito tempo, pois sempre havia alguém batendo na porta.

Marquei consulta com outro proctologista em uma semana. No dia seguinte, já não aguentava mais a dor. Liguei para o hospital e pedi que marcassem consulta com o proctologista que estivesse disponível, pois não queria ir à emergência. Chegando ao hospital, pedi ao médico um remédio para tirar a dor, mas ele disse que iria me examinar.

Fiquei constrangida, pois estava menstruada. Ele disse que não se incomodava. Pediu que eu suportasse a dor até quando conseguisse, pois precisava colher material para fazer uma biópsia. Quando me tocou, acho que ele já sabia o que era, porque se assustou. Então, colheu o material, marcou retorno para uma semana depois e disse que ele mesmo pegaria o resultado. Mas eu acabei pegando e, na véspera da consulta, abri o envelope e vi as palavras "adenocarcinoma de reto". Não sabia o que era aquilo, nem imaginei que essa palavra fosse um tipo de câncer. Liguei para o médico, li o resultado da biópsia, e ele pediu que eu fosse na quarta-feira no final da tarde levando minha irmã comigo. Então desconfiei que estava com câncer. Naquele momento eu estava muito ansiosa.

Peguei o resultado e, juntamente com minha irmã, fui consultar outra médica, que confirmou que eu estava com tumor maligno. O chão simplesmente fugiu dos meus pés. Só que a minha irmã estava com gravidez de alto risco. Tive de me segurar para não desmoronar e não lhe fazer mal. Do hospital, minha irmã foi dar a notícia para a família. Dali fui para o supermercado fazer compras para o meu trabalho. Estava em prantos. Fiz as compras e voltei para o trabalho. Não consegui trabalhar, chorei o resto do dia.

Voltei para casa. Minha família já estava sabendo. Um primo chegou e recomendou que eu fosse me tratar num hospital de Barretos, o Pio XII. Então, procurei aquele médico e falei sobre

HISTÓRIAS DE VIDA | 149

a ideia de ir a São Paulo. Eu não queria ir porque, como já havia passado por três médicos; o último havia me explicado direitinho e me dera atenção, então, para mim ele era um Deus e eu não queria mudar de médico. Mesmo assim, ele disse que eu poderia ir, que era um direito meu ouvir a opinião de outro especialista. Não sabia até então que esse médico estava me contando tudo aos poucos. Eu não sabia que perderia o ânus, que sofreria uma colostomia. Quando cheguei ao hospital em Barretos, o médico então me falou, claramente, que eu perderia o ânus. Saí da sala dele desesperada, deixando os exames todos para trás, e chorei o que tinha para chorar. Estava tão nervosa que tentava ligar para o meu médico daqui e não conseguia. Então, passei no hotel, arrumei minhas malas e pensei: aqui não fico mais.

Comecei a fazer tratamento de quimioterapia e radioterapia em Brasília, e tinha esperança de cura. Não tinha medo de que esse câncer tomasse conta do meu corpo. O que mais me amedrontava era a colostomia, e eu torci muito para que o tumor diminuísse. Até fiz outros exames – contra a opinião do médico, mas fiz. Terminei as sessões de radioterapia e quimioterapia e não voltei lá. Tinha de retornar para fazer a cirurgia de imediato, mas fiquei um mês em casa sentindo dor constantemente. Fui à médica que fazia a quimioterapia e ela ligou para o médico, o qual pediu que eu fosse ao consultório dele. Então ele me disse que eu teria de fazer essa cirurgia, que eu escolhesse entre ir morrendo aos poucos ou fazer uma colostomia. Explicou que, no meu caso, poderia ser feita a irrigação e eu não precisaria usar equipamento coletor. Indicou a enfermeira de quem eu receberia os cuidados e me informou também sobre a Associação dos Ostomizados. Daí pedi para marcar a cirurgia e a fiz.

Não foi fácil ter um estoma. Até hoje, quando entro no banheiro, olho minha barriga e fico imaginando: cadê a outra parte? Será que vou voltar ser a mesma? Vou me adaptando.

A colostomia mudou minha vida, sim, em todos os sentidos. Em primeiro lugar, na alimentação; em segundo, nos relacionamentos. A gente percebe que passa a ser mais mimada. Mesmo que a gente dê motivo, ninguém vai brigar: fica aquela coisa meio de criança... Todo mundo está do seu lado. Qualquer coisinha que acontece, todos estão próximos.

Eu estava namorando uma pessoa, mas, por causa da colostomia, por mim mesma, acabei me afastando um pouco dela. A colostomia não me atrapalha muito em relação a essa pessoa, porque ele me acompanhou e sabe tudo o que passei, mas acho que, se for me relacionar com outro namorado, vou me sentir constrangida. Vou me atrapalhar, não vou me sentir à vontade. Estou trabalhando isso. Acho que ainda não aceitei a colostomia como deveria ter aceitado.

Com relação a sair e viajar, sempre fico preocupada sem saber onde vou fazer a irrigação. Se eu viajar e não for para um hotel, mas para a casa de amigos, de parentes, como vou fazer a irrigação? Agora mesmo deixei de viajar por causa disso, pelo medo. E se eu chegar lá e tiver de usar essa bolsa e sair, não dá para usar uma roupa legal. Então, saio pouco. Fico sempre preocupada se a roupa vai dar certo, se vai ficar aparecendo, se não vai, se vai acontecer alguma coisa... E se eu tiver de trocar a bolsa? Fico na dúvida, mas, no fim das contas, sou feliz assim.

Sempre fui muito sedentária. Tenho até tempo de fazer uma atividade física, mas tenho preguiça mesmo. Depois da colostomia, pensei em fazer natação, mas sou muito atarefada em casa. Engraçado... quando eu trabalhava fora, não era, mas agora assumi responsabilidades. Hoje pratico ginástica de quadra, faço caminhada, mas tenho muita vontade de fazer natação. Estou meio enrolada, mas ainda vou fazer.

Espero realizar meus sonhos. Quero realizar tudo o que não realizei, porque a colostomia não mudou em nada meus planos. A colostomia não me matou, continuo viva! [risos]

Assim, com relação aos meus sonhos, ainda quero frequentar uma faculdade e pretendo me casar. Não posso ter filhos, mas posso ter um marido. Pretendo adotar um filho.

Então, quero realizar essas metas: me casar, ter meus filhos, frequentar faculdade, fazer cursos, tudo. Nada mudou em relação a isso, continuo com meus projetos. E quero também fazer o curso de auxiliar de enfermagem, para cuidar melhor de mim... [risos]

Nos relacionamentos em geral nada mudou, absolutamente nada. O médico mesmo me havia dito que até na área de saúde há pessoas que vão se afastar. Que vão se assustar quando ouvirem falar e quando virem o estoma. Infelizmente, eu já encontrei um profissional assim. Mas também existem profissionais que vão atender com amor, que estão ali, te abraçam, olham, examinam...

Os meus verdadeiros amigos aceitam bem, não mudaram. Tenho amigas, e também primas, que ficam no meu quarto enquanto tomo banho. Troco de roupa na frente delas e a gente brinca: digo a elas em tom bem-humorado que minha barriga está grande... Então, não mudou muito. Há aquelas pessoas que, infelizmente, se afastam. Existe um preconceitozinho, mas isso não me incomoda, não. Vida pra frente!

Eu nunca me afastei de pessoas por terem um problema ou uma deficiência. E também não entendia nada disso. Não sabia o que era uma estomia, não fazia nem ideia. Tudo foi novo para mim. O meu chefe comentava comigo que a mãe dele era estomizada, só que a dela era reversível. Ele comentava, mas eu nem imaginava o que era aquilo. Foi o médico que me explicou. Infelizmente, as pessoas são desinformadas. Eu era assim. Antes, se levasse um tropeção, queria dar "porrada" na minha barriga, porque a culpa era do estoma. Se uma roupa não servisse, olhava para o estoma e queria dar uma "porrada" na barriga. Tinha vontade de arrancar a bolsa, jogar para cima, "meter a mão" e tirar o estoma. Se uma pessoa me maltratasse, mesmo que ela não soubesse que eu era uma estomizada, achava que era o estoma. Se uma pessoa me tratasse com frieza ou com mais carinho do que de costume, achava que era por causa do estoma.

Foi então que parei e olhei as coisas ao meu redor. Fiz uma análise da minha vida e percebi que estava colocando o estoma na minha frente, e eu estava sempre atrás. Então decidi reverter essa situação: "estoma, você vai para trás, porque agora quem vai ficar na frente agora sou eu!" É assim que faço e é assim que gostaria que todas as pessoas estomizadas agissem. Porque é assim que devemos agir.

Para finalizar, gostaria de agradecer por tudo e dizer que a vida da gente, dos estomizados, muda, sim. Claro que muda, mas a vida continua. Mudada, mas ela continua. E não devemos nunca deixar de lado nossos objetivos, nossos sonhos, por causa de um problema. Quero continuar minha vida, sim. Quero realizar todos os meus sonhos.

Depoimento 7 – AIRTON

Tom vital: "A vida muda demais para o estomizado. A gente não é mais aquela pessoa de antes, a vida torna-se mais triste."

O relato na íntegra:

Nasci e me criei na roça, lidando com gado e tropa. Estudei numa escolinha particular, casei-me e vim para a cidade. Quando trabalhava, senti que estava evacuando sangue, então fui à Formosa fazer uma consulta, e eles disseram que não podiam resolver o meu caso, e me encaminharam para um hospital em Brasília. Descobriram que realmente era tumor de reto. Como eu não tinha condições de ser operado num hospital particular, pedi que me encaminhassem para um hospital público. Fiz a cirurgia e fiquei estomizado.

Senti uma reação muito forte e até pedi a morte a Deus. Antes, quando me disseram que eu seria estomizado, fiquei chocado mesmo. Nunca havia pensado em conduzir um aparelho daquele no corpo o tempo todo. Foi chocante. Quando vi, já estava estomizado. Não fui avisado. Quando fizeram o exame pela primeira vez, não falaram que seria definitivo. Depois da biópsia, disseram que tinha de ser permanente.

A vida muda demais para o estomizado. A gente não é mais aquela pessoa de antes, a vida torna-se mais triste. Quando me lembro da situação em que me encontro, é difícil. Não tenho a alegria de antes. Ainda não me sinto seguro em trocar a bolsa, peço ajuda da minha esposa. Se precisar, até faço sozinho, mas não fica muito bom.

Mudou muito. A gente fica meio acanhado em certas situações porque fica com esse negócio e tem de estar sempre mudando. É difícil. Tenho medo de viajar. Eu não sou como antes, quando ia a qualquer lugar. Hoje não vou. Fico receoso de passar vergonha. Tudo isso acontece porque a gente fica pensando, e a lembrança traz tristeza à vida da gente.

Na minha família, todos sabem; com as pessoas de fora, não comento. Não precisam saber, só os da família mesmo. Sobre a vida sexual, mudou muito. Não sou o que era, mas, para isso, acho que não há mais solução. Também pode ser falta de carinho da minha mulher, porque parece que ela é meio ausente. Ela mudou um pouco, não é mais aquela de quando eu era sadio. Sinto que hoje ela tem certo desprezo por mim. Vamos completar 42 anos de casados. Eu senti que mudou. Ela fala que não, mas percebo que mudou. Meus filhos, graças a Deus, me acompanham com a maior atenção em todo lugar e dão todo apoio. É do mesmo jeito que antes.

Nas minhas atividades laborativas, convivo bem com a colostomia. Para mim não atrapalha. Ainda lido com cavalo, tenho umas cabeças de gado... Meus filhos não querem que eu faça nada, mas não tenho natureza de ficar parado. Fui criado na roça, no trabalho pesado, e se ficar quieto acho ruim. O que me atrapalha é a hérnia. Só que a gente não é mais aquela pessoa de antes. A gente fica assim, coagido, não é aquela pessoa que tem coragem de se apresentar desta forma [com a bolsa] na sociedade. Muda muito...

Hoje estou mais conformado, porque já vai fazer cinco anos que estou com isso. Para eu aceitar foi difícil. E na parte de sexo a gente muda demais! Parece que eles fazem alguma coisa errada na gente, porque, apesar da idade, eu não deveria ter ficado assim, devagar, como fiquei. Acho que a cirurgia prejudicou bastante. Desde o início fiquei com dificuldade no relacionamento sexual. Falei com o médico e ele disse que eu tinha de fazer um tratamento para ver se melhorava. Até fiz uma consulta. Ele disse que passaria uns remédios para mim, mas não voltei lá. Agora é deixar seguir. Minha idade já não permite muitas coisas, não.

Quase não tenho lazer, não gosto. Antes gostava, mas deixei de lado, fico quieto em casa. Às vezes me chamam para sair aos domingos, mas não vou. Vou à igreja e assisto à missa. A minha mulher me acompanha. Às vezes vou a alguma romaria, isso ainda vou. Este ano mesmo fui a Aparecida, porque sou católico.

Sobre o futuro, não sei. Tudo na gente vai ficando pouco. Mas, se tenho saúde, já está bom demais. Na realidade, o que eu tinha de fazer já fiz. Hoje penso muito pouco sobre o que fazer no futuro. A única coisa que ainda quero é comprar um carro, para assim poder fazer uns serviços de roça que não são pesados.

Depoimento 8 – RITA

Tom vital: "Minha vida mudou porque, diferentemente de qaundo nasci, o ânus ficou na barriga."

O relato na íntegra:

Eu morava no norte, era jovem ainda quando começaram uns problemas de intestino. As fezes eram muito ressecadas. Não sabia que problema era esse. Era um sofrimento. Tive meus filhos todos, mas já sabia que tinha uma doença, só não sabia qual era. Todos da minha família têm o intestino preso, mas eu não sabia que aconteceria isso, que chegaria a esse ponto. Meu pai morreu com esse problema porque não se tratou, não se cuidou. A doença tomou conta, ele usava fralda, foi um sofrimento, e mesmo assim não se tratou. O meu problema vem de família. Quando procurei o médico, já estava em Brasília e aí descobri o problema no ânus. O médico disse que era antigo, havia uns dez anos, e que eu precisava fazer uma operação muito séria. Se eu não fosse operada, teria só uns três meses de vida, mas com a operação eu teria vida longa, até quando Deus quisesse. Fiquei muito nervosa, chorei, minha família toda chorou, ficou triste. Graças a Deus, operei e foi uma bênção.

Saber que ficaria com uma estomia me deixou muito triste, nervosa. Chorei bastante, mas o médico me confortou muito. Disse que não haveria problema, que tinha muita gente com isso e que ninguém poderia ver a estomia, não é uma coisa visível.

Minha vida mudou porque, diferentemente de quando nasci, o ânus ficou na barriga. Fiquei meio atrapalhada com a bolsinha. Fiz uma viagem e passei muita vergonha. O saquinho estourou – era aquele de antigamente. Foi muito ruim. Foi triste naquele dia, não gosto nem de me lembrar. Quando voltei, fui ao médico, e ele me deu mais explicações. Troquei de bolsa e resolveu. Fui aprendendo, me acostumando e me adaptando. Agora, quando vou viajar, faço a irrigação e fico três dias sem eliminar fezes. Quando chego no lugar, troco a bolsinha e também fecho a boca para não comer muito. Graças a Deus estou aqui, sadia. Não sinto mais diferença alguma.

Há momentos em que ainda me aborreço. Às vezes tenho desarranjo intestinal, vou ao banheiro com frequência, e o povo lá de casa começa a se zangar. Quando estou só, é outra coisa. Mas, por outro lado, tenho muito apoio da minha família, sou muito paparicada. Às vezes até digo: gente, não estou morta, tenho esse negócio, mas não estou morta; estou viva e muito saudável, tenho muita saúde.

Dia desses fui ao Posto de Saúde fazer exame de diabetes e não levei lanche para depois do exame. Já estava passando mal de tanta fome, meio agoniada, aquela coisa horrível, fui lanchar e tomei um copo de café com leite. Ah, quase morri! Meu saco encheu de novo e foi aquela coisa toda. Vindo para casa, me perdi, não sabia mais onde estava. O saco já estava cheio, encheu ainda mais. Que vergonha! Ficou cheio, todo mundo olhando para mim, ficou aquele mau cheiro... A gente passa muita vergonha porque coloca uma bolsinha, pensa que está arrumada, mas, se está com defeito, fica vazando. Fica todo mundo sentindo, todo mundo olhando pra gente e a gente fica toda envergonhada. Por isso, muitas vezes quero viajar, mas fico com vergonha. Agora tirei minha carteirinha interestadual, posso viajar para Pernambuco e para todo canto, mas fico com medo.

No dia em que me senti mal foi porque não me preparei. É preciso muito cuidado com a alimentação. Quando quero viajar, como logo uma maçã e uma banana. Faço a irrigação na véspera. Fico o tempo todo controlando a alimentação. Não posso exagerar, senão tenho diarreia e cólica.

Após a estomia achei a vida sexual muito ruim. Ficava nervosa porque tinha muita vergonha. O saquinho não incomoda, porque é sempre limpinho. Mas sinto dor e não quero de jeito nenhum. Não dá mais para mim. Antes da operação, já não gostava. Acho que Deus já me deu essa bênção. Não gosto porque parece que incomoda. Com a compreensão do meu marido, melhorou um pouco, mas não gosto, é muito chato. Fico com muita vergonha, mas ele não se importa. Ele aceitou normalmente, não mudou nada. Muita gente curiosa me pergunta como durmo com meu marido. Digo que ele me aceita do mesmo jeito que era. Continua a mesma coisa. Fui eu quem mudou com ele. Sou franca em dizer: mudei muito. Minha vontade era deixá-lo, mas, Graças a Deus, superei. O meu marido, com muita paciência, foi me dando conselhos e estou aqui. Graças a Deus, estou bem. Vai fazer dez anos que sou estomizada. O tempo passa rápido, parece que fui operada ontem...

Mudei minha maneira de me vestir. Não uso mais vestido. Gostava muito de vestidinho bem feitinho no corpo, era tão gostoso... Agora só uso saia e blusa, às vezes uma calça comprida, mas meio desconfiada ainda. A roupa mudou. Não gosto mais de usar short – e eu usava muito. Tinha muitas bermudas jeans, andava toda bonita! Não posso mais usar saia jeans, calça nem uma bermuda jeans. A não ser que seja tudo bem largo, para não aparecer.

Sinto-me bem, sei que os outros só sabem se conseguirem ver. Muita gente que sabe que tenho isso, como lá na igreja, fica curiosa. Falei sobre o intestino e, quando ficam me olhando, fico um pouco desconfiada. As irmãs da igreja me apoiam e falam que, se alguém já sabe, não está vendo nada. Uma delas tem uma cunhada que é assim e fala a mesma coisa, que não preciso ter medo. Mas, quando noto pessoas me olhando, parece que estão vendo alguma coisa; fico desconfiada.

Minhas atividades de lazer são muito ruins. Quando vou a áreas de lazer, tenho vontade de brincar, de me divertir, de cair na piscina. Outro dia fui à piscina, usei aquele tampão de antigamente e ele estourou. Sangrou, era sangue demais, e minha filha ficou nervosa. Fiquei com vergonha, porque não queria que meu genro soubesse disso. Ele sabe, mas fiquei nervosa porque para mim é feio ele saber. Tenho costume de entrar em piscinas, mas a água era quente demais e fiquei muito tempo. Falando em água, sou igual a pato, gosto muito. Então, passei vergonha, fiquei meio triste porque meu genro viu. Depois ele falou que sabia que eu tinha aquilo, que não ficasse com vergonha.

Às vezes vou a festas, só não posso comer demais. Fui ao casamento de uma colega e me excedi na alimentação, mas não passei vergonha porque dei uma disfarçada. É preciso fazer alguma coisa, mas mesmo assim a gente passa um pouco de vergonha. Quando minha filha se casou, chorei porque estava com vergonha de ir, preocupada em passar mal. Achei que a igreja ficava muito longe e, apesar da recomendação de levar bolsinha a toda parte que eu fosse, acabei não levando. Passei mal e foi aquela coisa toda. Fiquei com vergonha. Na cerimônia do casamento, a gente ficava em pé recebendo convidados, aqueles abraços todos... Fiquei nervosa e passei mal. Logo no casamento dela! Fiquei com tanto medo e vergonha, que minha filha comentou que eu agia como se até ela não soubesse da minha situação.

Fico querendo esconder de todo mundo, me falta confiança. Não sei por que tenho medo de a bolsa estourar, porque ela não estoura assim tão facilmente. Só desgruda um pouco, mas fico com vergonha, medo, e sempre que vou sair penso nisso. Quando vou sair, se não estiver prevenida, com uma alimentação adequada, aí é que perco a confiança mesmo. De qualquer jeito, tenho medo. Mas, graças a Deus, estou aqui viva e satisfeita e aconselho a quem tiver de ser operado que vá sem problema.

Quando estou em casa junto com meu marido e meus filhos, não tenho vergonha, mas é só chegar uma pessoa de fora que a coisa complica. O buraco que tenho aqui gosta muito de aparecer, de "se mostrar" quando está no meio de homens. Saem muitos gases, e eu fico com vergonha, pois todo mundo fica espantado me olhando, mesmo aquela pessoa que sabe da minha situação. Já me preocupo quando faz barulho perto dos outros; fico com vergonha só por causa disso, pois não tem como controlar. Às vezes aperto a bolsa, mas aí saem ainda mais gases. Então, saio correndo.

Uma vez, eu estava conversando com uma vizinha e os gases começaram a sair. Fiquei com vergonha, coloquei a mão em cima, apertei a bolsa, e aí é que saíram mesmo, com vontade. Ela ficou desconfiada. Contei sobre a minha colostomia. Ela já sabia, só não imaginava de que jeito era. Eu disse que só não me sentia muito incomodada porque estava na frente dela. Às vezes imagino que vou falar com fulano de tal e aí começa o barulho. Outro dia, o carteiro apareceu em casa, fui pegar a carta e, enquanto estava andando, fui disparando gases na frente dele. Ele ficou me olhando, mas não expliquei nada. Ficou olhando assustado. Ele deve ter pensado: essa mulher tem um negócio diferente. Foi tanto barulho na frente do pobre carteiro que foi ele quem ficou com vergonha. Não sei mais o que fazer. Deixei de me alimentar com coisas de que gosto muito, só como o que me faz bem, mas ainda produzo muitos gases. É preciso ter cabeça e pensar bem, conhecer bem o intestino e os hábitos alimentares.

Gosto da camisa da Associação dos Ostomizados que exibe a inscrição "alegria de viver" e explica que sou estomizada porque, quando apresento a carteirinha de passe livre de ônibus, fica todo mundo olhando, achando que não tenho nada. Com a camisa, fica fácil para todo mundo saber, não preciso dizer nada. Meu marido não gosta que eu saia com ele vestida assim. Às vezes ele conta aos amigos dele que sou assim. Muitos dizem: por que viver com uma mulher dessas? Mas ele responde que gosta de mim do jeito que sou.

Para o futuro, só espero fazer minha casa, dar uma casa para o meu filho e um carro para a minha outra filha, mas estou desanimada porque acho que não vou conseguir. Vou morrer. Não tenho mais futuro nenhum. Estou bem, mas a vida é uma luz. A luz está acesa e, de repente, a gente apaga. Pode ser uma vela acesa. O futuro que imagino é só isso.

Depoimento 9 – NAIR

Tom vital: "Depois da estomia, minha vida mudou porque antes eu era uma pessoa muito livre. Dirigia muito, saía muito, sempre trabalhando com vendas. Aquela vida era maravilhosa. Mudou muito porque tive de me afastar do público, achei que não dava mais para conviver. Foi a única mudança."

O relato na íntegra:

Minha infância foi um pouco devagar. Não brinquei e não tive formação. Não estudei suficientemente. Meus pais se separaram muito cedo, e eu me casei com 15 anos. Vivia na fazenda. Quando comecei a formar o corpo já estava casada com um homem 21 anos mais velho. Ele podia ser meu pai. Foi uma rejeição muito grande. Imagine que infância e adolescência tive... No primeiro dia de casada, fiquei menstruada. Foi o fim de tudo. Após dois meses eu já estava grávida.

Estava em Minas Gerais quando descobri o problema no intestino. Tive hemorragia, perdi bastante sangue, e não aguentava ficar de pé. Encaminharam-me para um hospital em Brasília e me disseram que eu estava com um tumor de 5cm. Não tive dúvida e não pensei hora nenhuma que iria morrer. Fiquei internada por dois anos. Estava praticamente em coma quando resolveram me transferir para Goiânia.

Não sei como foi o início da minha colostomia. Não vi fazerem nada, não sabia o que poderia ser uma colostomia. Só soube o que era estomia depois de um dia e meio que estava estomizada. Estava com aquela argola de fora, eu queria tirá-la, mas o médico disse que não podia, que eu ficasse calma. Não me avisaram antes que ia ser uma colostomia. Sei que meu irmão autorizou e eles fizeram provisoriamente, porque não sabiam se teria solução. Mas, como acredito em Deus, não tive problema nenhum. Tive uma recuperação rápida.

Não tenho nada contra minha colostomia, não mudou o meu dia a dia, pelo contrário, trabalho, saio, faço minhas vendas, as amizades continuam. Depois da cirurgia mantive um pouquinho de distância dos familiares. Fui rejeitada pela própria família. A companheira do meu irmão disse que não me queria junto deles porque quem tem colostomia não pode ficar em apartamento.

Um ano depois da cirurgia começaram as dificuldades. Surgiu um prolapso e senti dores, mas fui bem atendida por todos, pelo médico e, principalmente, pela enfermeira, que quando encontrei me senti aliviada. Na época ainda não havia boa aceitação do problema. Fomos conversando e isso me ajudou muito.

Quando perco uma amiga estomizada fico abalada, perco sangue, fico acamada, não quero conversar com ninguém, choro muito. Quando perdemos o padre, fiquei deprimida. Depois perdemos a Flávia, e eu fui para a cama. Chorava dia e noite. Encontrei um médico estomizado em Goiânia que levou uma vida difícil: foi rejeitado pela esposa e faleceu recentemente. Fiquei triste. Há pouco tempo, encontrei outro médico estomizado que estava pegando equipamentos coletores. Conversamos bastante. Achei-o uma pessoa muito distinta, um exemplo de vida. É muito bom conversar: tira dúvidas. No início, precisamos de apoio e orientação. Os estomizados formam uma família. Passamos por situações difíceis, mas temos de nos sujeitar. O material tem um custo elevado. Sou feliz por fazer parte da Associação dos Ostomizados.

Depois da estomia, minha vida mudou porque antes eu era uma pessoa muito livre. Dirigia muito, saía muito, sempre trabalhando com vendas. Vendia enxovais. Aquela vida era maravilhosa. Mudou muito porque tive de me afastar do público, achei que não dava mais para conviver. Foi a única mudança. Fiquei mais abalada com a rejeição da minha própria família, mas hoje sou muito feliz, já não tenho mais preocupação. Se eu estiver na casa de uma família e sentir que estão me rejeitando, para mim não vai mudar em nada.

Convivo bem com minha colostomia. Só fiquei sentindo dores após a correção do prolapso: tenho de saber como me deitar e como me levantar, e isso não é normal, porque colostomia não dói. Continuo vendendo minhas joias, viajo de ônibus. Não me importo de jeito nenhum. Faço a mesma coisa que fazia antes.

Não faço sexo porque nunca mais tive sexo depois da cirurgia. Era separada, fiquei viúva há dois anos. Fico mais afastada. Moro sozinha, sou independente. Não sou de ir, prefiro que venham, porque a colostomia incomoda. Vêm os gases, não há controle. A alimentação precisa ser mais rígida, a janta tem de ser muito leve. No dia a dia, a alimentação teve de ser totalmente corrigida. Se você comer de tudo, não dá. A roupa mudou, eu só usava calça de lycra e hoje tenho de usar conjuntinho folgado para tentar esconder a colostomia. Depois de cinco anos de estomizada, tive de drenar um litro de pus; com isso minha perna encolheu. Usava vestido, mas depois notei que aparecia a bolsa. Voltei para os conjuntinhos e não aparece mais. Muita gente não sabe que uso.

Na minha igreja ninguém sabe. Não comento nem mostro minha colostomia. Se não perguntarem, ninguém vai ficar sabendo. Tem gente que tem mania de mostrar. Eu tenho uma vizinha que se sente bem em sentar no meu sofá, mostrar a estomia e falar sobre isso. Acho horrível. E quando ela está com bolsa transparente? Aquilo me dá uma agonia... Não precisa, porque isso é uma coisa muito íntima, é parte íntima da gente.

Estou sem atividades de lazer. Só vou à igreja, só me sinto bem dentro da igreja. Antes eu até fazia festas. Amava fazer essas coisas. Não faço mais. Não gosto de reunião nem de lugar que tem muita gente. Não suporto, me dá aquela fobia... Fico transpirando se estiver num lugar cheio de gente. Sou sistemá-

HISTÓRIAS DE VIDA | 163

tica, tirei todos os canais da minha TV, não vejo novela, não assisto a filmes, só vejo Canção Nova e Rede Vida.

Não faço caminhada. Rezo meu terço todos os dias, às 6h. No colégio bem perto da minha casa há atividades, mas não vou. Tem setenta e tantas mulheres lá, mas nunca fui. Já me chamaram, foram me buscar, insistiram, até disseram que ainda estou bonita, que preciso dançar, me divertir, mas fiquei muito caseira depois da colostomia. Fico deprimida, saem gases e não gosto de jeito nenhum.

No restaurante, gosto de ficar sozinha. Sento à mesa no fundo, sozinha, sem ninguém. Tudo isso é por estar assim, estomizada. Não se pode fazer nada, não há como controlar. Pela manhã me alimento de coalhada, que não provoca tantos gases, mas se tomo um suco, chupo uma bala, como um doce ou uma fruta sem mastigar direito, isso já é suficiente para não aguentar os gases, que saem sem a gente sentir. Refrigerante, nem pensar: é o que mais forma gases. Fico sobressaltada.

Em fila de banco nem penso, não fico de jeito nenhum. Para mim, que lido com vendas, teria de ir ao banco, mas não vou, é difícil. Graças a Deus, nunca passei uma vergonha na minha vida como soltar gases ou algo assim. Em todo o lugar que vou, tenho o cuidado de, antes de sair, verificar se estou levando comigo uma bolsa, uma tesourinha, um paninho, porque posso precisar. É obrigação do estomizado. Foi a enfermeira que me ensinou. Nossa Senhora! É difícil demais!

Nunca mais tive relacionamento sexual. Nem vou ter. Até tenho curiosidade de saber se quem tem colostomia definitiva tem direito a sexo. Não que eu queira ter sexo. Quero viver para mim, para meus filhos e para rezar. Tive tanta decepção com meu casamento que fiquei traumatizada.

Acho que meu futuro vai ser sempre igual, como está hoje. Não vou mudar de jeito nenhum. Esta colostomia não veio para me mudar. Falo sempre, quero morrer com isto, mas não quero morrer disto. Isto aqui não veio para me destruir, veio para me ajudar. Tive uma palestra em Goiânia e ficou muito claro que a colostomia não vem para destruir, vem para construir a gente. Realmente, minha vida mudou muito. Acho que, para mim, isso não é problema. Não penso que o câncer que passou pela minha vida vai me matar. Vou morrer de velhice.

Aproveitando esta oportunidade, quero comentar sobre os estomizados de Brasília. Gostaria que eles fossem unidos, iguais aos de Goiânia. Às vezes me sinto sozinha, sem uma ligação. Sinto-me realizada quando uma pessoa conversa comigo, quando me entende. Fico muito triste aqui na reunião ou na fila das bolsas, vendo aquelas pessoas tão deprimidas por causa de uma colostomia. Tem gente que fica com as mãos em cima da barriga, não querendo que ninguém saiba que ali embaixo tem uma colostomia. Existem pessoas carentes no hospital. Converso com elas e conto que faço parte dos estomizados. A gente tem de amar a colostomia da gente. Meus banhos são mais longos, demoro, até converso com a minha colostomia. Faz bem.

Gosto de ter ventilador no quarto quando vou trocar minha bolsa, porque os gases do estomizado são piores do que dos outros. Acho que hoje não tenho problema. Fui rejeitada pela minha família, mas agora todos acham que sou limpinha, até comem na minha casa. Há alguns estomizados que são difíceis de se ficar perto. Aprendi a cuidar da minha colostomia com a enfermeira e com outra colega estomizada.

Tudo vai muito bem se eu não souber que morreu alguém. Porque, se eu ficar sabendo, é difícil, pois acho que são meus irmãos mais próximos. Acho que são até mais próximos que minha irmã caçula, pois não falo com ela o que falo com os estomizados. Porque eles abraçam assim, bem forte, e a gente conversa abertamente. Há um senhor que, ao me ver, já vem de braços abertos. Está com três meses de estomizado. A mulher dele o segura pela mão o tempo todo. Falei para ela deixar que ele seja independente, fazer suas coisas. Tem gente que não consegue mesmo, não tem controle. Mas precisa se acostumar.

Tenho a maior facilidade em trocar a bolsa, uma vez que a enfermeira me ensinou a abrir com a mão e colocar em cima. Nunca tive problemas com a bolsa. Outro dia, a médica me chamou para conversar com um senhor que estava se sentindo rejeitado. Fui e mostrei minha colostomia, conversei bastante, ajudei a trocar a bolsa dele. Chorou igual a uma criança. Disse que eu era mais velha que ele e que tinha uma habilidade muito grande. Eu respondi que a gente vai aprendendo devagar, e acrescentei: "No dia em que o senhor sair daqui do hospital, vai ter de caminhar com as próprias pernas. Não é porque tem uma colostomia que vai deitar e ficar esperando: vai caminhar!" Comentei ainda que continuo trabalhando, ajudando os outros na medida do possível. Temos de aceitar as coisas, senão ficamos deprimidos.

Para finalizar, quero agradecer pela boa entrevista. É uma oportunidade para nosso crescimento. Tenho certeza de que vamos tirar bom proveito disso.

Depoimento 10 – CARMELITA

Tom vital: "Por causa da cirurgia, passei seis meses na cama e andei de bengala durante três anos e meio, mas estou aqui contando minha história."

O relato na íntegra:

Tenho 59 anos. Minha infância foi difícil. Meus pais eram vivos, mas não fui criada por eles. Passei um tempo com parentes e um tempo com meu irmão mais velho. Perto dos 18 anos, vim para Brasília. Estou aqui há 41 anos. Depois de seis meses que cheguei, conheci meu marido e me casei. Tive sete filhos, só criei três. Aos 32, fiz ligadura. Fiquei viúva pela primeira vez com 37 anos. Seis meses depois me casei de novo. Foi muito sofrimento com o segundo marido, fui muito maltratada. Aos 50 anos, depois de viver 13 anos com ele, fiquei viúva novamente. Já estava estomizada. Agradeço a Deus por estar viva, ter meus filhos que me apoiam, além dos amigos e alguns parentes. Hoje me sinto tranquila e feliz nesta etapa da minha vida.

Tive a notícia que ficaria com uma estomia de maneira brusca. O médico disse que eu tinha de fazer a colostomia, mas com meu consentimento. Eu e meu marido não sabíamos o que era estomia. Então eu disse: "confio em Deus, primeiramente, e depois nos senhores." E fiz. Saí do hospital nua e crua, vim para casa sem saber de nada a respeito da colostomia. Usava bolsa descartável, que lesou a pele toda. Sofri muito. Voltei ao hospital e o mesmo médico me orientou para a compra das bolsas próprias, e então a situação melhorou. Com a ajuda da Associação dos Ostomizados, hoje me sinto muito feliz.

Atualmente convivo bem com a estomia. Penso muito que, se eu tirar, não vou sentir falta. Tenho uma hérnia muito grande, mas uso várias cintas, saio feliz da vida e não reclamo. Levo uma vida tranquila. Como de tudo, mas com moderação. Não gosto de fazer caminhada, só de passear muito e fazer visita aos amigos. Já não gostava de caminhadas, e a cardiologista disse que eu não poderia fazer atividade física alguma. Então, acatei as orientações dela, apesar de a minha filha insistir para que eu vá caminhar.

Quando viajo, tenho apoio dos meus filhos e também da família. Só não vou ao mar porque tenho uma fístula na barriga, e a médica aconselhou a não tomar banho de mar, pois o sal pode prejudicar. Vou a festas, mas antes já passei vergonha em festa porque a bolsa abriu e tive de pedir ao meu filho para ir me buscar. Certa ocasião, fui fazer uma ecografia e havia comido um peixe. Sofri uma disenteria que não me permitiu fazer o exame, e tive de ir para casa de ambulância. A primeira vez foi

HISTÓRIAS DE VIDA 167

na casa de uma amiga. Fiquei envergonhada e disse a ela que não voltaria nunca mais. Mas ela argumentou que sabia do meu problema e que voltasse, sim, pois, afinal, éramos amigas.

Vou levando a vida assim, mas já passei muita vergonha. De vez em quando fico muito preocupada com qualquer coisa que foge da rotina. Se fico sem evacuar ou se meu intestino resseca, tomo remédio e vou levando. Tenho medo de fazer cirurgia, medo de médico, tenho pavor, porque já me disseram muita coisa, mas estou aqui. Faz uns dois anos que não vou ao médico coloproctologista. Não sei o que vai ser daqui para frente, só Deus é que sabe. Confio muito nEle. Acredito que estou viva, contando esta história, porque Ele tem uma obra em minha vida. Creio que foi isso que fez com que eu ficasse boa. Por causa da cirurgia, passei seis meses na cama e andei de bengala durante três anos e meio, mas estou aqui contando minha história.

Cumpri minha responsabilidade para com meus filhos, já estão todos criados, e tenho dois netos. Frequento casamentos, aniversários, churrascos, participo de tudo.

Logo após a estomia, mudei muito o meu estilo de roupa. Vestia calça, saia, mas aí passei a vestir saia mais rodada, blusa mais solta, até acostumar. Agora visto tudo.

Depois que fui estomizada, não tenho vida sexual. Estou sem ninguém. Agora está aparecendo um caso. Não sei se isso vai adiante, mas aceito numa boa. Na época em que fiz a cirurgia fiquei com medo, porque o médico disse que não poderia arrumar companheiro. Ainda tenho medo. Tenho muito medo, mas nem tudo é sexo. É o carinho, amor, respeito e companheirismo. Se a gente está bem com a gente mesmo, sente-se bem ao lado do outro. Os filhos não gostam, mas eles não preenchem o vazio. Não tenho nada a reclamar, sou uma pessoa feliz. Sinto-me feliz com o apoio da Associação de Ostomizados e da enfermeira que nos ajuda.

No futuro, espero ser feliz, se Deus permitir. Não tenho do que reclamar na minha vida. Peço muita paz não só para mim, mas para toda a humanidade, e que o nosso governo cuide dos nossos doentes nos hospitais públicos.

Tem gente que leva uma topada e esmorece. Eu sofri o que sofri e estou aqui, graças a Deus. Agora eu tenho condições de pagar pelo serviço de Saúde, mas fiquei sem poder pagar. Tive de recorrer ao hospital do governo, mas não posso reclamar. Sou uma pessoa religiosa, sou kardecista. Adoro minha doutrina. Faço muito o bem, ajudo muito quem precisa, porque todos nós temos de fazer alguma coisa por alguém. Pensar no próximo, amar a todos, perdoar... Principalmente perdoar, porque se não perdoamos não somos ninguém.

Tenho uma filha adotiva que é filha do meu segundo marido com minha irmã. Eduquei-a e sou muito feliz. Quando mais precisei, foi ela quem cuidou de mim. Ela me levava para dar banho e me dava comida na boca.

Para encerrar a entrevista, gostaria de deixar esta mensagem: é por meio do perdão que a gente se cura de todas as mazelas do corpo, do espírito e da alma.

CONCLUSÃO

Para compreender as mudanças nas histórias de vida dos pacientes estomizados procuramos fazer uma interpretação que possibilitasse transitar entre os pontos gerais e específicos evidenciados nos depoimentos. Nessa perspectiva de compreensão, buscamos ser fiéis às experiências da maneira como elas foram vivenciadas.

Os colaboradores dessa empreitada narraram como vivenciaram o aparecimento dos primeiros sinais e sintomas da doença, bem como suas reações emocionais ante a necessidade da realização de estomia. Verificamos que, inicialmente, a maioria não valorizou os sinais e sintomas apresentados, como sangramento e fezes ressecadas, porque acreditava tratar-se de doença simples. Possivelmente, alguns participantes, em virtude do medo de doença mais grave, demoraram a buscar tanto o diagnóstico como o tratamento. Contudo, com o agravamento do quadro clínico, depararam-se com a necessidade da realização de estomia.

Ao tomar conhecimento do diagnóstico e da necessidade de estomia, a maioria deles vivenciou sentimentos intensos de desorganização emocional, como surpresa, medo, raiva e impotência. A partir desse momento, eles começaram a sentir que ocorria uma grande mudança em suas respectivas trajetórias de vida. É importante salientar que alguns participantes revelaram não terem sido informados sobre a realização de estomia e tiveram de tomar contato com a nova realidade de forma brusca e solitária.

Em nossa experiência, verificamos que enfermeiros e demais membros da equipe de Saúde revelam dificuldade em preparar adequadamente as pessoas para receber a estomia. Esse despreparo de profissionais, em parte, tem sua origem na formação acadêmica, em que há maior valorização da dimensão técnica e da ação como eixo do trabalho no processo de cuidado. Assim, o grande desafio é fazer com que a equipe de Saúde valorize mais as dimensões psicossociais para que a pessoa estomizada receba todas as informações necessárias para o seu autocuidado.

É importante avançarmos na integração da equipe tendo em vista as diversas áreas do conhecimento, pois cada um realiza ações próprias para as quais está capacitado, e propiciar oportunidade para mudanças e transformações com ênfase na qualidade de vida.

Nos depoimentos dos participantes constatamos que a estomia e o equipamento coletor provocaram impacto negativo em suas vidas, externado por reações emocionais como desespero, medo, angústia e rejeição. Na realidade, a estomia e o equipamento coletor imprimem mudança concreta na vida das pessoas a qual requer tempo para aceitação e aprendizado do autocuidado. O estomizado passa a ter de cuidar diariamente da estomia e dos acessórios, e essa tarefa não é fácil, na medida em que ele fica exposto ao contato com a deformação física causada pela cirurgia, bem como à necessidade de manipular diretamente suas próprias fezes, o que acarreta um

CONCLUSÃO 171

sentimento de baixa autoestima. Esse é também o período em que a pessoa passa a tomar consciência das limitações causadas pela estomia em suas atividades diárias.

Ao se verem estomizados, os pacientes passam a vivenciar as fases de negação, ira, barganha, depressão e, finalmente, aceitação. No entanto, cada pessoa experimenta tais estágios de forma singular. Além de conviver com a estomia, alguns pacientes ainda têm de enfrentar complicações como hérnia e prolapso, que podem demandar nova cirurgia. As alternativas para não utilizar o equipamento coletor são restritas porque dependem do procedimento cirúrgico realizado. No caso da irrigação, percebeu-se que ela oferece certa autonomia ao paciente, porém, requer local apropriado para realização do procedimento, que é demorado e dispendioso. Uma alternativa é o obturador, que tem segurança limitada e depende do tipo de estomia.

Enfrentar a estomia traz tanta alteração para a vida do estomizado que isso não significa apenas ter uma doença e fazer tratamento específico, mas conviver com as diversas mudanças diuturnamente, lutando, reagindo, defendendo-se e se protegendo de cada incômodo ocasionado pela doença. As escolhas para enfrentamento das dificuldades, decorrentes das alterações no modo de viver, trazem o conhecimento acumulado pelo indivíduo nas situações vivenciadas ao longo de sua existência. Desse modo, essa adaptação significa ajustar toda uma vida a um novo contexto em que alguns aspectos significativos têm de ser abandonados, substituídos ou reduzidos.

Nesta obra, por um lado, focalizamos as mudanças causadas pela estomia na maneira de a pessoa se alimentar, vestir-se e vivenciar a sexualidade. Os hábitos alimentares precisam ser modificados radicalmente como estratégia para se evitar a flatulência excessiva e outras complicações, como a diarreia. Dessa forma, o estomizado passa a ter de realizar um rigoroso controle alimentar que, em primeiro lugar, deve evitar todo alimento que cause eliminação de gases. Além disso, deve sempre atentar para a possibilidade de, na eventualidade de consumir algum tipo de alimento fora do habitual, seu organismo reagir por meio da diarreia ou do aumento considerável de gases e do volume de fezes. A consequência direta desses cuidados é a redução do prazer de comer e o isolamento social.

Os depoimentos também demonstram que as pessoas estomizadas têm extrema dificuldade de reinserção social. Alguns fatores, como o sentimento de tristeza e o desânimo, bem como o receio de enfrentar locais públicos, contribuem para o isolamento social. O estomizado, ao perceber o prenúncio da discriminação, afasta-se antecipadamente e, assim, procura evitar sentimentos de compaixão e aversão.

Contudo – vale destacar –, alguns buscam superar essa condição pela estratégia de normalização, que consiste no esforço de se sentir normal para não ser excluído do convívio social. Entretanto, mesmo estes optam por locais onde sentem que serão mais aceitos, como a igreja e a Associação dos Ostomizados, entre outros espaços.

A maioria das pessoas estomizadas não retorna ao trabalho em decorrência das dificuldades que têm a enfrentar e também pela obtenção de aposentadoria por invalidez por doença de base. Isso, por um lado, contribui para o sustento delas, mas, por outro, favorece a ociosidade e o isolamento social.

Em razão do uso do equipamento coletor, muitos estomizados têm de modificar o modo de se vestir, utilizando, sobretudo, roupas largas com o propósito de esconder o equipamento. Entretanto, a contrapartida dessa estratégia é o prejuízo à estética corporal e, consequentemente, à autoestima.

A alteração na vida sexual talvez seja a mais íntima e mais drástica mudança que os estomizados têm de enfrentar. Esses depoimentos evidenciam as várias consequências da mutilação anatômica de órgãos sexuais, como perda da libido, disfunção erétil e dor. Aqueles que não têm um relacionamento estável tendem a ficar sozinhos, pois vivenciam um sentimento de vergonha e mesmo desinteresse sexual. Para quem já tem parceiro(a) estável antes da cirurgia e pode contar com sua compreensão, a sexualidade sofre mudanças, mas permanece. Alguns acabam rejeitados pelo próprio parceiro ou têm de manter o relacionamento sexual mesmo sem prazer.

As modificações que ocorrem na área sexual são tão profundas que, para a pessoa estomizada, o ato sexual torna-se secundário, ou seja, pode ser substituído por sentimentos como carinho, respeito, companheirismo e até atividade religiosa.

Identificamos também em muitas pessoas estomizadas uma atitude de insegurança para planejar o futuro por conta do medo da morte. Na realidade, esse medo tem origem no estigma do câncer, entendido como enfermidade que pode matar. Por outro lado, alguns estomizados conseguem perceber a doença como oportunidade de reflexão sobre a vida e buscam maior valorização da família. Amparados em estratégias pessoais, eles procuram superar o medo de morrer e traçam objetivos em relação à própria vida. Naqueles em que o medo da morte é constante, muitos passam a atribuir o futuro a Deus, o que pode ocasionar postura passiva diante da doença, do tratamento e, sobretudo, desinteresse em traçar planos.

A rede de apoio é extremamente importante para a pessoa estomizada, e aí se destaca a família, que geralmente garante apoio, carinho e atenção em todas as fases da doença. É a família que proporciona uma assistência abrangente, contemplando os aspectos físico, emocional e espiritual.

Além disso, a espiritualidade e a religião constituem importantes aportes para os estomizados. Diversos autores concordam que as crenças religiosas e espirituais facilitam o processo de aceitação da doença e o envolvimento com o tratamento, bem como o estabelecimento de planos para o futuro.

Completa a rede de apoio a Associação dos Ostomizados: um local onde pacientes se sentem normais, capazes de manifestar sentimentos reprimidos, trocar experiências e encontrar soluções. Para algumas pessoas, os encontros da Associação são aguardados com ansiedade e identificados como atividade de lazer.

Em resumo, por tudo o que se constatou, evidencia-se claramente a necessidade de profissionais de Saúde mais bem preparados para assistir integralmente o estomizado. O desenvolvimento do trabalho em equipe praticamente inexiste. O processo de reabilitação da pessoa estomizada é muito complexo e requer participação (integrada) de médicos, enfermeiros, assistentes sociais, nutricionistas e psicólogos. Além disso, é fundamental o envolvimento do próprio paciente, da família e da comunidade para que o estomizado tenha uma adaptação integral e humanizada.

Constitui um desafio a todos os envolvidos no processo de cuidado do estomizado a busca por melhoria nas condições de infraestrutura de atendimento, ou seja, serviços especializados de qualidade, acesso aos profissionais, facilidade de aquisição de materiais em quantidade e qualidade apropriadas. Os locais públicos precisam de melhoria na infraestrutura física, especialmente banheiros adequados para limpeza e higienização dos estomas.

A criação e implantação de políticas públicas para estomizados também é urgente, a exemplo do que ocorre com portadores de necessidades especiais. O público deve receber informações sobre suas condições e necessidades, e o estomizado deve ter suporte social, emprego e rede de serviços do Sistema de Saúde.

Profissionais de Saúde não devem focar a integração das pessoas estomizadas apenas na entrega de materiais e na instrução sobre o manuseio de equipamento coletor e estoma, mas incentivá-las a ter uma vida social ativa mesmo com suas limitações, e ainda procurar combater preconceitos difundidos na sociedade. É necessário tornar mais abrangente o foco de atuação de profissionais de Saúde, especialmente os de enfermagem, de modo a irem além do corpo biológico do indivíduo e com a necessária compreensão das referências adotadas por pessoas envolvidas ao processo.

É preciso implementar ações sistematizadas de enfermagem, desde o diagnóstico da doença até a reinserção social, passando pela fase operatória, a fim de atender à Declaração Universal dos Direitos dos Estomizados. No Brasil, os enfermeiros estomaterapeutas têm-se empenhado para implantar serviços de estomaterapia que contemplem os direitos contidos nessa Declaração nas diversas etapas do cuidado da pessoa estomizada.

Finalmente, cabe-nos apontar a capacitação de recursos humanos e o treinamento de pessoal como ações imprescindíveis para proporcionar assistência integral e qualificada às pessoas estomizadas no processo de reabilitação.

REFERÊNCIAS BIBLIOGRÁFICAS

ALMEIDA, M. G. de *et al.* "Eficácia da videocolonoscopia com magnificação no diagnóstico diferencial dos pólipos neoplásicos e não neoplásicos". *Revista Brasileira de Coloproctogia*, 2003; 23(4): 262-267.

AMARAL, L. A. *Conhecendo a deficiência (em companhia de Hércules).* Série Encontros com a Psicologia. LOMONACO, J. B. F. (org.) São Paulo: Robe, 1995. 205 p.

AMORIM, D. S.; GATTÁS, M. L. B. *Modelo de prática interdisciplinar em área na saúde.* Medicina, Ribeirão Preto, 40 (1): 82-84, jan./mar. 2007.

AMORIM, E. F. de. "Estoma e câncer: desafio do enfrentamento". In: SANTOS, V. L. C. G.; CESARETTI, I. U. R. *Assistência em estomaterapia: cuidando do ostomizado.* São Paulo: Atheneu, 2005. pp. 355-366.

BARNABE, N. C.; DELL'ACQUA, M. C. Q. "Estratégias de enfrentamento (COPING) de pessoas ostomizadas". *Revista Latino-Americana de Enfermagem*, 2008 jul./ago.; 16(4) Disponível em: www.eerp.usp.br/rlaenf.

BRASIL. Congresso Nacional. *Constituição da República Federativa do Brasil.* Promulgada em 5 de outubro de 1988. Disponível em: http://www.planalto.gov.br.

BRASIL. Leis, Decretos. Lei nº 8.142, de 28 de dezembro de 1990. DOU 31 de dezembro de1990. Lei nº 8.213, de 24 de julho de 1991. Republicado no D.O.U. 14 de agosto de 1998. Disponível em: http://www.planalto.gov.br/legislacao. Acesso em: 1º de março de 2011.

BRASIL. Distrito Federal. Secretaria de Estado de Justiça, Direitos Humanos e Cidadania do Distrito Federal. Disponível em: www.sejus.df.gov.br. Acesso em: 28 de fevereiro de 2011.

BRASIL MINISTÉRIO DA SAÚDE – INSTITUTO NACIONAL DE CÂNCER. *Estimativa 2010: Incidência de câncer no Brasil/Instituto Nacional de Câncer.* Rio de Janeiro: Inca, 2009.

BRASIL MINISTÉRIO DA SAÚDE. Portaria nº 400/SAS/MS, de 16 de novembro de 2009: Aprova as diretrizes nacionais para a Atenção à Saúde das Pessoas Ostomizadas e Políticas de Saúde das Pessoas Ostomizadas. Brasília – DF. Diário Oficial da União nº 220, em 18 de novembro de 2009, seção 1, pp. 41-42.

BRASIL MINISTÉRIO DA SAÚDE. Portaria nº 146/SAS/MS, de 14 de outubro de 1993: Estabelece as diretrizes gerais para a concessão de próteses e órteses através da Assistência Ambulatorial. Brasília – DF. Diário Oficial da União nº 199, em 19 de outubro de 1993. Disponível em: http://sna.saude.gov.br. Acesso em: 26 de fevereiro de 2011.

CARVALHEIRA, C. "A realidade das associações de ostomizados no país". In: SANTOS, V. L. C. G; CESARETTI, I. U. R. *Assistência em estomaterapia: cuidando do ostomizado.* São Paulo: Atheneu, 2005. pp. 303-315.

_____. (org.). *Ainda posso levar uma vida normal?* 2. ed. Rio de Janeiro: Sociedade Brasileira dos Ostomizados, 1999. 223 p.

CESARETTI, I. U. R. *Comer ou não comer e a associação com "estar ostomizado".* World Council of Enterostomal Therapists Journal 1999(2): 20-6.

_____. *et al.* "A enfermagem e o processo de cuidar de estomizados". In: CREMA, E.; SILVA, R. *Estomas: uma abordagem interdisciplinar.* Uberaba: Pinti, 1997. 218 p.

_____. "O cuidar de enfermagem na trajetória do ostomizado: pré & trans & pós-operatórios". In: SANTOS, V. L. C. G.; CESARETTI, I. U. R. *Assistência em estomaterapia: cuidando do ostomizado.* São Paulo: Atheneu, 2005. pp.113-131.

CESARETTI, I. U. R. "A tecnologia no cuidar de ostomizados: a questão dos dispositivos". In: SANTOS, V. L. C. G., CESARETTI, I. U. R. *Assistência em estomaterapia: cuidando do ostomizado*. São Paulo: Atheneu, 2005. pp. 173-193.

_____. *Irrigação da colostomia: revisão acerca de alguns aspectos técnicos*. Acta Paul Enferm 2008; 21(2): 338-44.

CHAMBERLAIN, J. *From Rags to Bags*. World Council of Enterostomal Therapists Journal 2001(1): 26-31.

CONH, A. "A reforma sanitária brasileira após 20 anos do SUS: reflexões". *Cadernos de Saúde Pública*, Rio de Janeiro, 25(7): 1614-19, jul. 2009.

COSTA, R. A.; SHIMIZU, H. E. "Atividades desenvolvidas pelos enfermeiros nas unidades de internação de um hospital-escola". *Revista Latino-Americana de Enfermagem*, 2005 set./out. 13(5): 654-62. Disponível em: www.eerp.usp.br/rlae.

CREMA, E; MARTINS JUNIOR, A. "Complicações dos estomas intestinais". In: CREMA, E; SILVA, R. "*Estomas: uma abordagem interdisciplinar*". Uberaba: Pinti, 1997. 218 p.

DEMO, P. *Conhecimento moderno: sobre ética e intervenção do conhecimento*. Petrópolis: Vozes, 1997.

DIAS, M. C. G.; TEIXEIRA, C. F. G. "Intervenção nutricional no ostomizado". In: SANTOS, V. L. C. G.; CESARETTI, I. U. R. *Assistência em estomaterapia: cuidando do ostomizado*. São Paulo: Atheneu, 2005. pp. 263-77.

DRUMOND, C. A., *et al.* "Câncer colorretal em pacientes com idade inferior a 30 anos". *Revista Brasileira de Coloproctologia*, 2003; 23(3): 147-154.

EEWIN-TOTH, P. *Ostomy care and rehabilitation in colorectal cancer*. Seminars in Oncology Nursing, vol. 22, nº 3 (August), 2006: pp 174-177.

REFERÊNCIAS BIBLIOGRÁFICAS

FILLMANN, E. E. P. *et al.* "Antibioticoprofilaxia no tratamento cirúrgico da doença hemorroidária: efeito sobre o controle da dor pós-operatória, cicatrização das feridas e complicações". *Revista Brasileira de Coloproctologia*, 2004, 24(1): 5-9.

GOFFMAN, E. *Estigma: notas sobre a manipulação da identidade deteriorada.* Trad. Márcia Bandeira de Mello Leite Nunes. 4. ed. Rio de Janeiro: Guanabara Koogan, 1988. 158 p.

GUIMARÃES, A. S.; APRILLI, F. "Indicação dos estomas intestinais". In: CREMA, E.; SILVA, R. *Estomas: uma abordagem interdisciplinar.* Uberaba: Pinti, 1997. pp. 35-40.

GULINELLI, A., *et al.* "Desejo de informação e participação nas decisões terapêuticas em caso de doenças graves em pacientes atendidos em um hospital universitário". *Revista da Associação de Medicina Brasileira*, 2004; 50(1): 41-7.

GUTIERREZ, B. A. O. *O processo de morrer no cotidiano do trabalho dos profissionais de enfermagem de Unidade de Terapia Intensiva.* São Paulo. 2003. 228 fls. Tese (doutorado). Escola de Enfermagem – Universidade de São Paulo.

HERLUFSEN, P., *et al.* "Causas de trastornos de la piel periestomal". *HELIOS Revista de las ostomas, la continencia y los cuidados de las heridas y la piel*, 2006; vol.13(02).

HERMANS, M. H. E. *Middle East Forum On Ostomy Care.* World Council of Enterostomal Therapists Journal, 1998; 18(3):7-13.

INTERNATIONAL OSTOMY ASSOCIATION (IOA). Declaração Internacional dos Direitos dos Ostomizados. Disponível em: http:/www.abraso.org.br. Acesso em 28 de fevereiro de 2011.

KOVÁCS, M. J. *Morte e desenvolvimento humano.* São Paulo: Casa do Psicólogo, 1992. 243 p.

KUBLER-ROSS, E. *Sobre a morte e o morrer*. São Paulo: Martins Fontes, 1987. 290 p.

MARTINS, M. L. "Princípios do cuidar da pessoa ostomizada". In: SANTOS, V. L. C. G.; CESARETTI, I. U. R. *Assistência em estomaterapia: cuidando do ostomizado*. São Paulo: Atheneu, 2005. pp. 103-112.

MARUYAMA, S. A. T. *A experiência da colostomia por câncer como ruptura biográfica na visão dos portadores, familiares e profissionais de saúde: um estudo etnográfico*. Ribeirão Preto. 2004. 285fls. Tese de Doutorado – Escola de Enfermagem de Ribeirão Preto, Universidade de São Paulo, São Paulo.

MARUYAMA, S. A. T. *et al.* "Autoirrigação: estratégia facilitadora para a reinserção social de pessoas com colostomia". *Revista Eletrônica de Enfermagem*. 2009; 11(3): 665-673. Disponível em: http://www.fen.ufg.br/revista/v11/n3/v11n3a26.htm.

MEIRELES, C. A.; FERRAZ, C. A. "Estudo teórico da demarcação do estoma intestinal". *Revista Brasileira de Enfermagem de Brasília*, v.54, nº 3, p. 500-10, jul./set. 2001.

MUÑOZ, D. R.; FORTES, P. A. C. "O princípio da autonomia e o consentimento livre e esclarecido". In: COSTA, S. I. F. *et al.* (coord). *Iniciação à bioética*. Brasília: Conselho Federal de Medicina, 1998.

NASCIMENTO-Schulze, C. M. (org.) *Dimensões da dor no câncer: reflexões sobre o cuidado interdisciplinar e um novo paradigma da saúde*. São Paulo, Robe, 1997. pp. 31-48.

NEDER, C. R. "Considerações conceituais sobre o suporte psicológico ao paciente ostomizado". In: SANTOS, V. L. C. G., CESARETTI, I. U. R. *Assistência em estomaterapia: cuidando do ostomizado*. São Paulo: Atheneu, 2005. pp. 327-334.

NOGUEIRA, S. A. *et.al.* "Autocuidado do ostomizado: dificuldades percebidas após a alta hospitalar". *Revista da Escola de Enfermagem.* USP, v.28, n.º 3, pp.309-20, dez.1994.

OLIVEIRA, D. V. D.; NAKANO, T. T. Y. "Reinserção social do ostomizado". In: SANTOS, V. L. C. G.; CESARETTI, I. U. R. *Assistência em estomaterapia: cuidando do ostomizado.* São Paulo: Atheneu, 2005. pp. 279-290.

ORTIZ, H. *et al. Indicações y cuidados de los estomas.* 2. ed. Barcelona: Editorial Jims, 1994. 372 p.

PANCEIRO, R. *Segredos do altar.* Rio de Janeiro: Universal, 2004.

PAULA, M. A. B.; SANTOS, V. L. C. G. "O significado de ser especialista para o enfermeiro estomaterapeuta". *Revista Latino-Americana de Enfermagem* jul./ago.; 11(4): 474-82.

PEDUZZI, M. "Trabalho em equipe de saúde no horizonte normativo da integralidade, do cuidado e da democratização das relações de trabalho". In: PINHEIRO, R. *et al. Trabalho em equipe sob o eixo da integralidade: valores, saberes e práticas.* Rio de Janeiro: IMS/Uerj: Cepesc: Abrasco, 2007. p.161-177.

PETUCO, V. M. *A bolsa ou a morte: estratégias de enfrentamento utilizadas pelos ostomizados de Passo Fundo/RS.* São Paulo, 1998. 223fls. Dissertação de Mestrado – Faculdade de Saúde Pública, Universidade de São Paulo.

ROGENSKI, N. M. B.; PAEGLE, L. D. "Cuidados ao paciente com estomas complicados". In: SANTOS, V. L. C. G;

CESARETTI, I. U. R. *Assistência em estomaterapia: cuidando do ostomizado.* São Paulo: Atheneu, 2005.

SAAR, S. R. C.; TREVIZAN, M. A. "Papéis profissionais de uma equipe de saúde: visão de seus integrantes". *Revista Latino-Americana de Enfermagem*, 2007 jan./fev.; vol. 15, nº 1 Disponível em: www.eerp.usp.br/rlae. Acesso em: 14 de junho de 2008.

SALES, C. A. *et al.* "Sentimentos de pessoas ostomizadas: compreensão existencial". *Revista da Escola de Enfermagem.* USP, 2010; 44 (1): 221-7.

SALTER, M. *"If you can help somebody…"*: *Nursing interventions to facilitate adaptation to an altered body image.* World Council of Enterostomal Therapists Journal 1999 (2): 28-32.

SANTOS, V. L. C. G. *A bolsa na mediação "estar ostomizado": "estar profissional": análise de uma estratégia pedagógica.* São Paulo, 1996. 174fls. Tese (Doutorado) – Escola de Enfermagem da Universidade de São Paulo, 1996.

_____. "Fundamentação teórico-metodológica da assistência aos ostomizados na área da saúde do adulto". *Revista da Escola de Enfermagem.* USP, v. 34, nº 1, pp. 59-63, mar. 2000.

_____. *Cuidando do estomizado: análise da trajetória no ensino, pesquisa e extensão.* [tese livre docência] São Paulo, 2006. Escola de Enfermagem. Universidade de São Paulo, 2006. Disponível em http://www.teses.usp.br/teses/disponiveis/livredocencia/7/tde-15092006-145018.

_____. "A estomaterapia através dos tempos". In: SANTOS, V. L. C. G.; CESARETTI, I. U. R. *Assistência em estomaterapia: cuidando do ostomizado.* São Paulo: Atheneu, 2005. pp. 1-17.

_____. "Representações do corpo e a estomia. Estigma". In: SANTOS, V. L. C. G.; CESARETTI, I. U. R. *Assistência em estomaterapia: cuidando do ostomizado.* São Paulo: Atheneu, 2005. pp. 89-102.

_____. *et al.* "Métodos de 'controle' intestinal em ostomizados: autoirrigação e sistema oclusor". In: SANTOS, V. L. C. G.; CESARETTI, I. U. R. *Assistência em estomaterapia: cuidando do ostomizado.* São Paulo: Atheneu, 2005. pp. 245-62.

SANTOS, V. L. C. G. *et al.* "Estomizado adulto no município de São Paulo: um estudo sobre o custo de equipamentos especializados". *Revista da Escola de Enfermagem.* USP 2008; 42(2): 249-55. Disponível em: www.ee.usp.br/reeusp/.

SANTOS, C. H. M. *et al.* "Perfil do paciente ostomizado e complicações relacionadas ao estoma". *Revista Brasileira de Coloproctologia.* 2007; 27(1): 016-019.

SHIMIZU, H. E.; GUITIERREZ, B. A. O. "Participação de enfermeiros na implantação e desenvolvimento de um grupo multidisciplinar de assistência a pacientes crônicos e terminais". *Revista da Escola de Enfermagem.* USP. v. 31.nº 2. pp. 251-258, ago.1997.

SILVA, A. L. *O significado da mudança no modo de vida da pessoa com estomia intestinal definitiva.* Brasília, 2004.170 fls. Dissertação de Mestrado – Faculdade de Ciências da Saúde, Universidade de Brasília – DF.

SILVA, A. L.; SHIMIZU, H. E. "O significado da mudança no modo de vida da pessoa com estomia intestinal definitiva". *Revista Latino-Americana de Enfermagem* 2006 jul/ago; 14 (4): 483-90. Revista Latino-Americana de Enfermagem 2003 julho-agosto; 11(4): 474-82.

_____. "A relevância da rede de apoio ao estomizado". *Revista Brasileira de Enfermagem,* Brasília (DF) maio/jun, 2007; 60(3): 307-11.

SILVA R.; TEIXEIRA, R. "Aspectos Psicossociais do Paciente Estomizado". In: CREMA, E.; SILVA, R. *Estomas: uma abordagem interdisciplinar.* Uberaba: Pinti, 1997.

SOARES, M. S. *Um grito de dor ou uma canção de amor? Espiritualidade na realidade de clientes com HIV/Aids.* 2003. 151 fls. Dissertação de Mestrado – Centro de Ciência da Saúde – Universidade Federal da Paraíba, João Pessoa.

SOBEST. Associação Brasileira de Estomaterapia. Disponível em: www.sobest.org.br. Acesso em: 28 de fevereiro de 2011.

SOUSA, J. B. *et al.* "Implicações sexuais na cirurgia do estoma intestinal". In: CREMA, E.; SILVA, R. *Estomas: uma abordagem interdisciplinar.* Uberaba: Pinti, 1997.

SOUZA DE LUCIA, M. C. "Sexualidade do ostomizado". In: SANTOS, V. L. C. G.; CESARETTI, I. U. R. *Assistência em estomaterapia: cuidando do ostomizado.* São Paulo: Atheneu, 2005. pp. 89-102.

TEIXEIRA, J. J. V. "O significado da fé religiosa na vida do paciente idoso com câncer e na rotina médica. Os olhares do sujeito coletivo". In: LEFÉVRE, F.; LEFÉVRE, A. M. C. *O discurso do sujeito coletivo: um novo enfoque em pesquisa qualitativa* (Desdobramentos). Caxias do Sul-RS: EDUCS, 2003. pp. 61-75

VILELA, E. M.; MENDES, I. J. M. "Interdisciplinaridade e saúde: estudo bibliográfico". *Revista Latino-Americana de Enfermagem,* 2003 julho-agosto; 11(4): 525-31. Disponível em: www.eerp.usp.br/rlaenf.

Impressão
Sermograf Artes Gráficas e Editora Ltda
Petrópolis – RJ

Julho 2012